手技と事例で学ぶ

実践！
高齢者のフィジカルアセスメント

著者 青森県立保健大学 健康科学部看護学科／健康科学研究科 対人ケアマネジメント領域 教授
角濱春美

医学監修 青森県立保健大学 健康科学部看護学科／健康科学研究科 保健・医療・福祉政策システム領域 特任教授
大西基喜

老化を理解して、**異常**を見逃さない！

MCメディカ出版

はじめに

　先日、高齢の母と暮らしている弟から急に電話がありました。「母が玄関で動けなくなっている、"当たった"のではないだろうか？」。"当たった"とは、青森県の方言で脳卒中のことを言います。脳卒中発作は英語でstroke（打つ）です。"打つ"も"当たる"も、何とも病態を表していて面白い表現だと思いますが、それはさておいて……。

　皆さまならこの後、電話で家族に何を確かめますか？　そして、母は何が原因で動けなくなったのでしょうか？

　私はまず、「意識はあるの？　しゃべれるの？」と聞きました。すると遠くから「大丈夫だ、ちょっと立ち上がれなくなっただけだ」という声が受話器越しに聞こえてきます。どうやら意識はあるようですし、言語障害もないようです。次に血圧を計測させました。すると、「130／80、脈128」でした。血圧は良いですが、頻脈が疑問です。もしや発熱による頻脈では？と考え、体温を測ってもらったところ「38.5℃」だったのです。母は熱があるなんて全く気づかなかったそうです。そういえば3日ほど前から「食べる気がしない」と食事をあまり取らずにいたようです。日曜日でしたので飲水を促し、月曜日の朝に近医に受診させました。診断は「尿路感染、脱水、貧血」でした。

　身内の例でお恥ずかしい限りですが、出ている症状は「立ち上がれない」で、原因は「尿路感染」です。原因と症状との関連性が薄いこと、自分の身体の異常のサインを適切に感じ取ることができないこと、表現することができないこと、全て高齢者の特徴です。本書は、このような高齢者の実態に合わせたアセスメントができるように考えられたものです。

　そして、今回、素晴らしい臨床家であり、倫理観にあふれた大西基喜先生に原稿を見ていただくことができたのは、光栄の限りです。事例案をもって相談に伺った際に、"実はこんな事例があるんだよ"、と3章の事例6「元気になってきたので食べられるのではないか」の原案をいただきました。ADLが自立していた90歳の方が肺炎になり入院した後、肺炎は緩解しても元のADLに戻す医療が適切に提供されない事例でした。私はこれまで「フィジカルアセスメントを看護（ケア）に活かす」ために活動してきたつもりです。しかし、私が大西先生に持ち込んだ事例は「異常に気付く」ものばかりでした。「良くなる、良くする、QOLを上げる」という看護の神髄に、フィジカルアセスメントを使いきれていなかったことに気づかされました。「その人の可能性の幅を広げる」事例を増やしたかったのですが、実力と紙面の関係で十分にはできず、今後の宿題としたいと思います。また、編集担当の二畠さん、中島さんには、実際に看護師が困っている事例収集からさまざまなサポートをしていただきました。

　本書を皆さまの多様な「現場」で役立てていただければ幸いです。どうかご意見をお聞かせください。

2017年2月　　　　　　　　　　　　　　　　　　　　　　　　　　　　　　　　角濱春美

Contents

実践！　高齢者のフィジカルアセスメント

はじめに 3

1章 イラストで理解！高齢者の特徴 （大西基喜）

❶ 11の器官の老化

1. 全身的変化 10
2. 皮膚 13
3. 脳神経系 15
4. 呼吸器系 17
5. 循環器系 20
6. 消化器系 23
7. 内分泌・代謝系 25
8. 腎臓・泌尿器系 27
9. 造血器・免疫系 30
10. 運動器系 32
11. 感覚器系 35
12. 顎口腔系 38

❷ 3つの状態・機能

1. 精神状態 41
2. 知的機能 43
3. 運動機能 46

2章 高齢者のアセスメントで気を付けたいポイント

（角濱春美）

❶ アセスメント技術のポイント

1. 問診 …… 50
2. 視診 …… 55
3. 触診 …… 57
4. 打診 …… 59
5. 聴診 …… 61
6. フィジカルアセスメント結果の共有方法 …… 63
7. 本人や家族への自己アセスメントの指導 …… 65

❷ 高齢者ならではの各系のフィジカルアセスメントのポイント

1. 全身的変化のアセスメント …… 67
2. 皮膚のアセスメント …… 73
3. 意識レベルのアセスメント …… 78
4. 呼吸器系のアセスメント …… 80
5. 循環器系（心臓・血管）のアセスメント …… 89
6. 消化器系のアセスメント …… 99
7. 腎泌尿器・尿のアセスメント …… 103
8. 造血器・免疫系のアセスメント …… 107
9. 運動器系のアセスメント …… 109

10. 感覚器系のアセスメント ……………………………………………… 113
11. 顎口腔系のアセスメント ……………………………………………… 117
12. 精神状態・知的機能のアセスメント ………………………………… 120

3章 事例で学ぶ よくある症状・訴えから異常を見抜く フィジカルアセスメント （角濱春美）

① 急に暑くなった日、しきりに眠いと言っている ……………………… 124
② 認知症があり、「転んだけど大丈夫」と話す患者さん ……………… 128
③ 寝たきりの患者さんの体温が 38.0℃あった …………………………… 131
④ SpO₂ が平常時より低く 90％だが「苦しくない」と答える ……… 134
⑤ 嘔吐した後、元気がなくなり
　息をするたびゼロゼロと音がする ……………………………………… 137
⑥ 胃瘻の患者さんの家族から「元気になってきたので、
　もう食べられますか？」と相談された ………………………………… 140
⑦ 元気がなく「食欲がなくて、休み休みしか食べられない」と
　訴え、歩行すると息切れしている ……………………………………… 142
⑧ 家族から「崩れ落ちるように倒れて、
　意識がなかったようだ」と報告があった ……………………………… 147
⑨ 食事を摂らず、大量に嘔吐した ………………………………………… 150
⑩ 5 日前からインフルエンザにかかり、ずっと排便がない …………… 153
⑪ 普段は朝に排尿のある患者さんが、夜から朝まで排尿がない …… 156

⓬ 蓄尿バッグに「尿が出ていない」と、家族から報告を受けた … 159

⓭ 「朝、起きたら左足だけが腫れていた」と言う患者さん … 161

⓮ 糖尿病の患者さんから
「靴擦れが良くならない」と相談された … 165

⓯ 家族から、腹部に発疹があると相談された … 169

⓰ 臀部が広範囲に赤くなっている … 172

⓱ 家族から「ご飯を食べにくそうにしている」と報告があった … 174

⓲ 家族から「ボケたかもしれない」と訴えがあった … 178

⓳ 「何もする気が起こらない」と言う患者さん … 181

索引 … 185

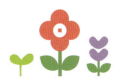

事例協力 (順不同)

本書籍の出版に際して、以下のご施設にご協力をいただきました。

- 在宅療養支援 楓の風
- ケアプロ訪問看護ステーション東京
- 訪問看護ステーションみけ

1章

イラストで理解!
高齢者の特徴

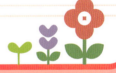

1 11の器官の老化

1. 全身的変化

Point
- 加齢による変化は誰にでも起こるが、個人差が大きい。
- 身体の諸器官は予備能を減じる方向で変化する。
- 予備能が減じると、高度ストレスに対応しにくくなる。
- ホメオスタシスも環境変化が厳しいと適応困難になる。

加齢変化の共通性と個体差

　生物学的、医学的な意味で、人に生じる加齢変化は、①すべての個体で、②時とともに進行し、③心身の機能障害を生じる、という特徴を持っています。一方、加齢変化には、個人の生活様式、生き方や個人的経験、さらに医療も含めた種々の環境との積年の関係・相互作用が影響を及ぼし、進行性の機能障害を抑制、あるいは促進するなど複雑に関連しています。そのため、時間経過とともに健康度や虚弱度に個体の差、つまり個人差が強く表れてきます。大きな個人差自体が高齢者[注1]の特徴的所見と言ってもよいでしょう。

注1：「高齢者」とは一般に65歳以上を指しますが、加齢に伴う変化は連続的で、また個人差が大きいので、個々人への適用や認識にあたっては、その点に十分留意することが必要です。また、「加齢変化」は生誕以降次第に生じる人体の変化ですが、ここでの用法は成人以降に限定され、むしろ高齢をより意識した変化を指しています。その意味で「老化」とほぼ同義と言えるでしょう。

組織や器官に共通する変化

　細胞は加齢により、細胞のタイプを問わず、核にも細胞質にも変化が起こります。核は次第に増大し、核小体も大きくなり増加します。タンパク質容量は増加しますが、その合成は減少します。細胞内小器官の変化もさまざまに認められます。全体として、細胞は加齢により大きくなる一方、分裂し増殖する能力が落ちていきます。

　組織にもさまざまな加齢変化が生じます。その一部として細胞外基質であるコラーゲンの構造に不可逆的変化が生じ、また組織中のエラスチン含量が減少します。それらの変化により組織は硬化し、伸縮性や柔軟性を失っていきます（p.14 参照）。

　器官レベルで見ると、各器官の生理学的予備能が30歳くらいから直線的に下降します（図1）。各器官の予備能は大きいので、すぐ機能低下を起こすわけではありませんが、予備能が減ることで、器官が高度のストレスにさらされた場合は機能低下や機能不全を起こしやすくなります。

　機能低下が複合的に絡み合い、病的経過をたどることも多く見られます。そのようにして、高齢化と強く関連する、転倒、慢性めまい症、尿失禁、せん妄など、さまざまに組み合わさった症候が生じてくると、「老年症候群」と呼ばれる状態になります（図2）。

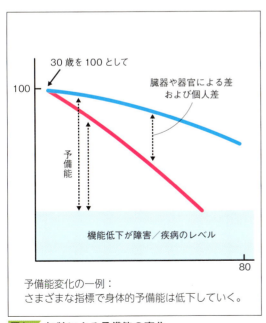

図1　加齢による予備能の変化

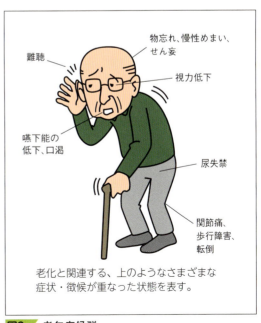

図2　老年症候群

ホメオスタシスの変化

ホメオスタシスとは、各器官が連携して生体全体としての恒常性、つまり刻々と変化する外部環境に対応して生体の内部環境を一定に保とうとする調節機構のことです。激しい外部環境の変化にどれだけ適応できるかには個人差がありますが、一般的に言うと老化によってこの調節能力は低下します。

ホメオスタシスの代表は体温調節や体液調節です。例えば外気温の低下では、皮膚血管の収縮などにより熱損失を防ぎ、骨格筋の震えで熱産生を増加させます。このように外気温の変化に応じて、放熱の調節、体熱の産生をすることにより体温を維持します。高齢者では寒冷時の震えや高温時の発汗が減少し、体温の調節能力が低下します。その結果、異常高温や異常低温では死亡率が高まります。言い換えれば、高齢者においては環境温度を適切に保つということに注意が必要になります（図3）。

また体液量は加齢によって減少していきます。これは主に細胞内液量の減少によります。細胞外液量にはあまり変化がなく、その電解質濃度も一定です。ただ、高齢者は諸器官の予備能の低下から脱水が起こりやすく、その場合は電解質の異常が生じる可能性が高くなります。特にナトリウム濃度低下、カリウム濃度上昇・低下などが発生しやすくなります。

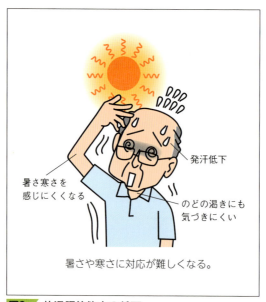

図3　体温調節能力の低下

2. 皮膚

Point

- 皮膚は年齢を反映し、皺、白髪など日常的に見られる変化を生じる。
- 表皮は菲薄化、真皮は伸縮性が減じ、血管が脆弱化することにより出血しやすくなる。
- 皮脂腺・汗腺は減少し、皮膚の乾燥、発汗能力低下が生じる。

皮膚の変化

皮膚を見て年齢を推定することは日常的に行われていますが、確かに皮膚は年齢をかなり反映します。色素沈着、皺、たるみ、白髪、禿頭などがその代表です（図4）。

表皮は年齢とともに薄くなります。表皮の基底層にあるメラニン細胞は減少する一方、サイズは増大します。こうした変化により、表皮は薄く、透明化していきます（菲薄化）。

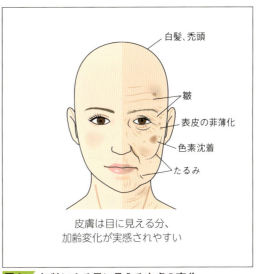

皮膚は目に見える分、加齢変化が実感されやすい

図4 加齢による目に見える皮膚の変化

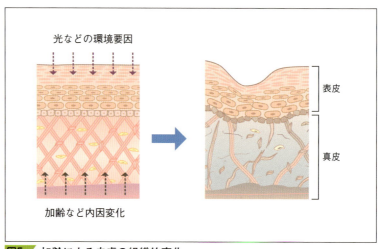

図5 加齢による皮膚の組織的変化

　真皮では主要成分のコラーゲン線維が変化し、その結果、皮膚の強度や伸縮性が減じます（図5）。真皮に存在する血管は、数が減り脆弱になります。そのため、老人性紫斑と呼ばれる出血斑が生じやすくなります。また、皮下組織も含めた血管の数の減少によって、皮下に投与される薬剤の吸収が低下します。さらに、皮膚の損傷への回復過程が遅れ、褥瘡に発展しやすくなります。

　皮膚の皮脂腺の数が減少し、皮脂の分泌が低下します。そのため皮膚は次第に乾燥していきます。また、汗腺、特に発汗に関わるエクリン腺は加齢とともに数が減り、分泌が減ります。発汗能力が低下することで、外気温の変化に対応する能力が低下することになります。

毛髪・爪の変化

　毛髪や爪も変化します。毛髪は毛包内のメラニン産生が減少し白髪化していきます。一般に全身の毛髪が次第に薄く、細くなり、数が減少します。特に男性の頭髪に顕著に見られます。爪は爪床への血液供給の減少により、肥厚、光沢の消失を生じやすく、また脆くなります。爪の成長は遅くなり、縦に線条が生じ、割れやすくなります。

3. 脳神経系

Point

- 脳は次第に萎縮し、特に前頭葉・側頭葉に顕著に見られる。萎縮にともない、重量は軽くなっていく。
- 神経細胞は減少し、限局的に神経原線維変化や細胞空胞変性などが起こる。
- 刺激への反応性低下、反射の低下などが生じる。
- 深い睡眠の量が減り、頻回覚醒が生じやすくなる。

脳の変化

　一般的に、老化にともない脳は肉眼的に萎縮していきます。ただし、萎縮の度合いには個人差が大きく、高齢になるほど差が顕著になっていきます。萎縮はCT、MRI等の画像で見ると、皮質・白質の容量の減少、脳室の拡大を認めます（図6）。特に前頭葉と側頭葉に顕著に見られます。また、萎縮を反映して脳重量は減少します。

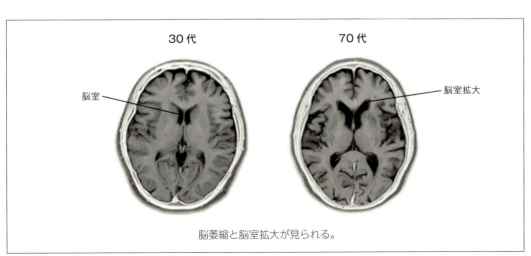

脳萎縮と脳室拡大が見られる。

図6　画像でとらえる変化（脳MRI画像）

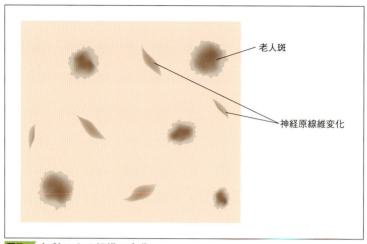

図7 加齢による組織の変化

　組織・細胞レベルで見ると、神経細胞の減少、シナプスの減少、個々の神経細胞機能の低下が生じます。そして、大脳皮質に神経原線維変化や細胞空胞変性、老人斑などが見られます（図7）。これらの所見は、単なる老化の場合には海馬等に限定的に出現しますが、アルツハイマー病などでは広範に認められます。

　脳の血管も老化により変化し、脳動脈に動脈硬化やアミロイド沈着が生じます。循環にも影響し、脳血流が減少します。こうした変化も血圧などの生活習慣と関連し、大きな個人差があります。

神経の変化

　脳内各所の神経伝達物質がおしなべて減少します。またその受け皿である神経伝達物質受容体もやはり減少します。

　このような変化は、機能的に、刺激に速やかに反応する能力の低下を招きます。反応時間は次第に延びていきます。多様な情報を前にして、選択肢が多くある場合など、反応が複雑なものであるほど遅滞します。平衡、姿勢維持、運動の機能低下にも神経系の変化が影響し、反射も低下します。

　睡眠は入眠までに時間がかかるようになることが多く、また深い睡眠（徐波睡眠）の量が減少し、夜間の覚醒も頻回に生じやすくなります。夜間頻尿など身体的原因が加わるとさらに顕著になります。

4. 呼吸器系

Point

- ▶ 肺は絶えず外気の影響を受けており、加齢変化を修飾している。
- ▶ 呼吸細気管支の拡張、肺胞壁の菲薄化などが生じ、肺気腫に類似した変化を起こす。
- ▶ 肺活量減少、残気量の増加などが生じ、呼吸の予備能が低下する。

　肺は、誕生から長期にわたり、外気中の化学物質や微生物などから常に影響を受けているのです。それらの影響、生体の反応、相互作用などが絡み合って現在の肺の状態を形作っており、どこまでが老化の影響なのかは実際には判然としません。

　呼吸器系の加齢変化を考えるとき、肺そのものの変化と、肺の働きを可能にしている肺外性の変化、つまり呼吸中枢・神経・筋・骨格の変化とを分けて理解する必要があります。これらの組み合わせにより、呼吸機能は全体として低下していきます（次ページ図8a）。

　老化による肺の変化としては、呼吸細気管支から肺胞道に至る気道の拡張が見られます。肺胞も破壊されないまでも肥大し、肺胞壁は薄くなります。毛細血管は減少します。それらにより肺は次第に肺気腫に類似した状態となっていきます。間質も変化し、肺全体で弾性収縮力は減少します（次ページ図8b）。

　肺外の変化では、呼吸中枢への応答性は比較的保たれているとされています。骨格の変化が次第に生じ、胸郭は長軸方向に短縮、前後径の増大が起こります。さらに肋軟骨の石灰化など加わり、胸壁は固くなり、胸郭コンプライアンスは低下します。横隔膜をはじめ、呼吸筋力も低下します（次ページ図8c）。

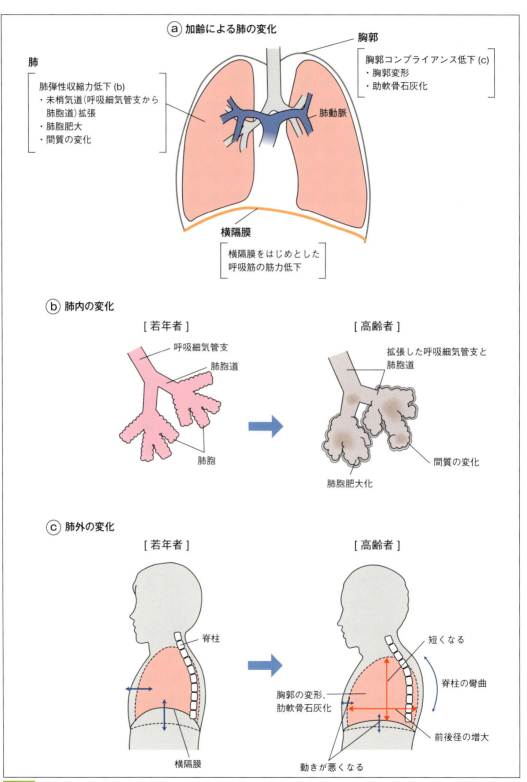

図8　呼吸機能を低下させる加齢による肺・肺外の変化

これら肺・肺外の変化により呼吸機能は次第に変化し、残気量の増大、肺活量の減少、1秒量の低下などが生じてきます（図9）。加齢のみで日常的な生活に影響を及ぼす機能低下は通常起こりませんが、予備能は低下するので、肺炎等の疾病が生じると呼吸不全が起こりやすくなります。

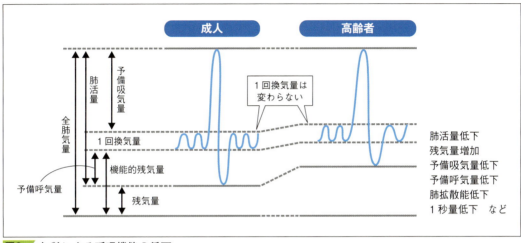

図9　加齢による呼吸機能の低下

5. 循環器系

> Point
> ▶ 安静時の心機能の低下は特にないが、運動負荷に耐えにくくなる。
> ▶ 刺激伝導系に変性が起こり、不整脈が起こりやすくなる。
> ▶ 血圧では収縮期血圧の上昇傾向を生じる。

心臓の変化

　加齢による形態的変化としては、心房容積が増大します。組織的には加齢とともに、心筋の間質に線維化が生じます。心機能についてみると、心拍数は減少しますが、その分、一回拍出量は増加します。それにより心拍出量はおおむね保たれるため、この加齢変化のみでは主たる機能であるポンプ機能を低下させるほどではありません（図10）。

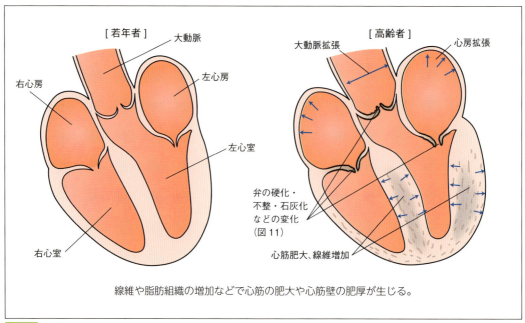

図10　加齢による心筋の変化

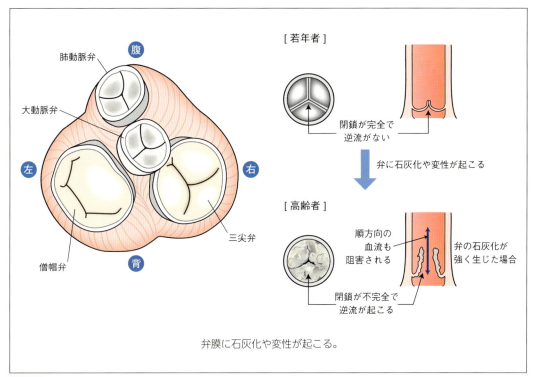

図11 加齢による弁の変化

　ただ、予備能は低下します。つまり、運動負荷があるときに、それに見合う心拍出量の増加（運動時には何倍も必要になる）が通常ありますが、それが加齢で得にくくなります。βアドレナリン受容体系の機能低下や、心筋収縮力の反応低下などが影響しているとされます。

　弁については、弁輪径の拡大が見られます。大動脈弁、僧帽弁とも硬化、石灰化がよく見られ、程度が強いと弁の狭窄や閉鎖不全を生じる可能性が出てきます（図11）。

　また、刺激伝導系も細胞数減少と線維化が進行し、心房細動や洞不全症候群、房室ブロックなど種々の不整脈が生じる基盤となります。実際、こうした不整脈は高齢者ほど多くなる傾向があります。

血管の変化

　動脈は内膜が肥厚し、血管壁は弾性板が変化し、全体として硬さが増加するとともに、伸展性が減弱します（図12）。また周径が拡大し、長軸方向に伸びる変化も生じます。機能的には、このような硬化性変化によって、収縮期血圧が上がりやすくなります（図13）。一方で拡張期血圧は低下しやすく、その結果脈圧は上昇傾向になります。また、血圧の神経性調節機能である圧受容体機能が低下し、日内変動が強くなりがちです。

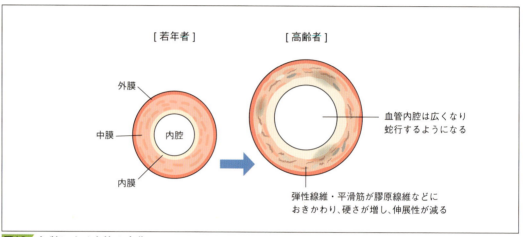

図12　加齢による血管の変化

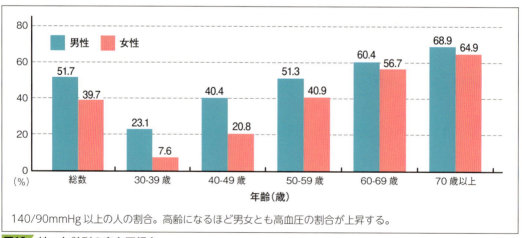

140/90mmHg以上の人の割合。高齢になるほど男女とも高血圧の割合が上昇する。

図13　性・年齢別の高血圧頻度

（出典）厚生労働省．第5次循環器疾患基礎調査結果の概要．〈http://www.mhlw.go.jp/toukei/saikin/hw/kenkou/jyunkan/jyunkan00/gaiyo2.html〉，（2016-11-06）より引用

6. 消化器系

> **Point**
> - 口腔から大腸まで一般的な加齢変化はあるが、消化・吸収機能はおおむね維持される。
> - 排泄機能は目立って低下するわけではないが、予備能の低下により便通異常を比較的起こしやすくなる。
> - 肝臓の代謝の予備能が低下して、薬物代謝が低下する場合がある。

　消化器系は口唇から肛門までの管腔臓器と、肝臓、胆嚢、膵臓などの実質臓器に分けられます。

　食物の消化・吸収、排泄という重要な機能をもつ管腔臓器には口腔、咽頭、食道、胃、小腸、大腸が含まれます。そして、その周辺に管腔臓器に分泌液を出す外分泌腺があり、それには唾液腺、肝臓、胆嚢、膵臓があります。また、免疫をはじめ、さまざまな生体の機能について微生物との共生が大きな役割を果たすことが近年わかってきています。管腔臓器、特に大腸は細菌叢が豊富で、細菌の数は一人当たり100兆を超えるとされています。そして加齢とこの共生関係との関連が注目され始めています。

　口腔については別項（p.38参照）に記載しますが、唾液分泌は加齢の影響で低下しやすくなります。口腔内乾燥は味覚低下や食思不振につながる可能性がある一方、嚥下障害の原因の一つにもなりえます。

　食道は加齢の影響を受けにくいですが、筋萎縮や神経叢の機能低下で蠕動の異常が起こりやすくなります。また、下部食道括約筋の弛緩、胃液の逆流が生じることも比較的よく見られます。胃では高齢者ほど粘膜萎縮が見られますが、胃のピロリ菌感染についての知見が増えるにつれ、胃粘膜萎縮には感染による影響の方がむしろ大きいとされてきています（次ページ図14）。

　小腸は粘膜の絨毛の長さが短くなるなど加齢の変化はあるものの、消化吸収能の低下

は少ないです。大腸については筋層、結合組織の萎縮で運動能が低下します。排便習慣は若年者と大きな違いはないとされますが、高齢者では便秘の訴えが多く、排便へのこだわりは一般に強く見られます（図15）。予備能が減るため食事環境や体調などさまざまな影響により便通の異常が生じやすいといえます。また、高齢者の大腸の細菌叢ではビフィズス菌が減り、ウエルシュ菌が増えるなどの変化が指摘されており、その全身への影響も探求されつつあります。便通へのこだわりは、腸内環境と体調の関連性を反映している可能性もあるでしょう。

　実質臓器の肝臓については、重量や血流が次第に低下します。肝細胞数は減少しますが、肝機能が悪化するということはありません。ただし、肝臓でのアルブミン産生は低下し低アルブミン血症が生じやすくなります。また、薬物の代謝能が低下するため、薬物の副作用や薬剤性肝障害が起こりやすくなります。

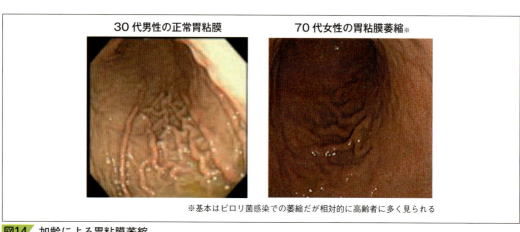

図14　加齢による胃粘膜萎縮

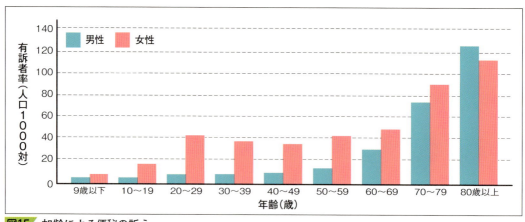

図15　加齢による便秘の訴え
（出典）厚生労働省．平成25年国民生活基礎調査．〈http://www.mhlw.go.jp/toukei/saikin/hw/k-tyosa/k-tyosa13/dl/16.pdf〉（2016-11-10）より作成

7. 内分泌・代謝系

Point
- 生育や生殖に関わるホルモンの分泌腺は加齢により萎縮する。
- 女性は急峻なエストロゲン低下により多臓器に影響が出やすい。男性も性ホルモン低下の影響はあるが、緩慢で個人差が大きい。
- 加齢により耐糖能は低下し、糖尿病へのリスクになる。

　内分泌系は、組織はさまざまですが、機能はホルモンの産生と分泌です。老化により各種ホルモンは、その分泌や代謝に、そして標的臓器の応答性に変化が生じてきます。一般的には、各種ホルモンの中でも、生育や生殖に関わるホルモン、例えば成長ホルモンや性腺系のホルモンなどの分泌腺は老化によって萎縮していき、生命・生活の維持に必要なホルモンに関しては変化が少ないとされています。

性腺系の変化

　女性では卵巣の機能低下から閉経、さらに卵巣の萎縮が進むという過程を通じて、卵胞ホルモン（エストロゲン）と黄体ホルモン（プロゲステロン）の分泌は比較的速やかに低下していきます（図16）。そして、多くの主要臓器がエストロゲン受容体を有しているため、多かれ少なかれ影響を受け、やがて、それらの加齢による変化が強まるようになります。よく見られるものとしては、骨密度の低

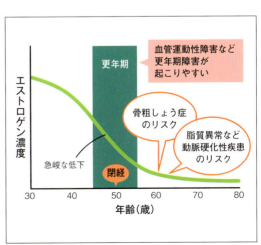

図16 エストロゲン濃度の経年的変化とそれに伴うリスク

下、脂質異常、動脈硬化促進、自律神経調節機能低下などがあります。

　男性では老化によって精巣が萎縮し、性ホルモンのテストステロンはゆっくりと減少します（図17）。しかし、個人差はかなりあって、全く変化しない場合もまれではありません。低下の影響が強い場合は、女性同様、影響は多彩で、やはり各種の加齢変化を強調します。動脈硬化の促進も含まれます。

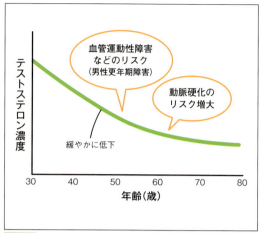

図17　男性でのテストステロン濃度の低下とそのリスク

糖代謝の変化

　加齢により、一般的に耐糖能は低下します。原因は膵臓にあるランゲルハンス島β細胞からのインスリン分泌が低下する、もしくは標的器官のインスリンへの反応性が低下する（インスリン抵抗性）ことによるとされますが、低下の機序はまだ十分明確になっていません。加齢による空腹時血糖の変化はほとんどなく、糖負荷後の血糖値の戻りに時間がかかるという形をとりやすいとされます。糖尿病へのリスクにはなりますが、加齢のみで発症するわけではありません。

8. 腎臓・泌尿器系

Point

- ▶ 腎機能は低下していく傾向にあり、高血圧があると腎硬化症のリスクが増す。
- ▶ 尿濃縮力が減じ、排尿回数増加、夜間頻尿が起こる。
- ▶ 膀胱の収縮・拡張力の減弱、括約筋の筋力低下で、排尿異常が生じる。男性は前立腺が肥大する。

腎臓の変化

　加齢によって、糸球体の変性・減少が起こります。ネフロンの機能も低下していきます。また腎血管には硬化性変化が生じ、腎血流量の低下をきたします。これらにより腎臓の予備能は低下していきます（次ページ図18）。高齢者は高血圧の頻度が高くなり、高血圧にともなう腎硬化症はその分起こりやすくなります。

　また、腎髄質の尿細管では抗利尿ホルモンの作用で、尿の濃縮、希釈が行われていますが、高齢者では尿細管萎縮やホルモンへの反応性低下など、腎髄質の機能低下も生じやすく、濃縮力・希釈力ともに低下していきます。尿濃縮力が低下すると、血液中の水分喪失によって脱水を生じやすくなる一方で、尿量増加による排尿の回数増加や夜間頻尿が生じやすくなります。

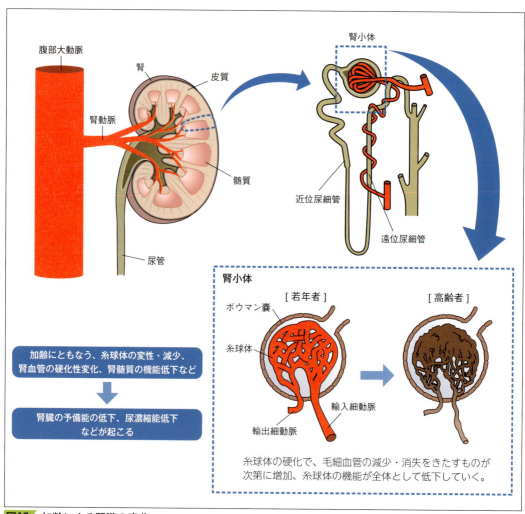

図18 加齢による腎臓の変化

膀胱・前立腺の変化

　膀胱の加齢による変化として、膀胱壁の筋肉や弾性組織が線維化していきます。それによって膀胱の収縮・拡張力は減弱します。また、括約筋の筋力低下により出口を絞める機能が低下します。これらから、十分に膀胱が拡張しないのに尿意を感じ、収縮不十分で残尿が生じやすくなります。その結果、排尿回数が増加したり、尿線が細くなったり、また尿が漏出しやすくなるなど排尿の異常が多かれ少なかれ起こってきます（図19a）。男性の場合、前立腺が加齢により肥大してきます。肥大した前立腺は尿流を減少させたり、ときには途絶させたりすることもあります（図19b）。

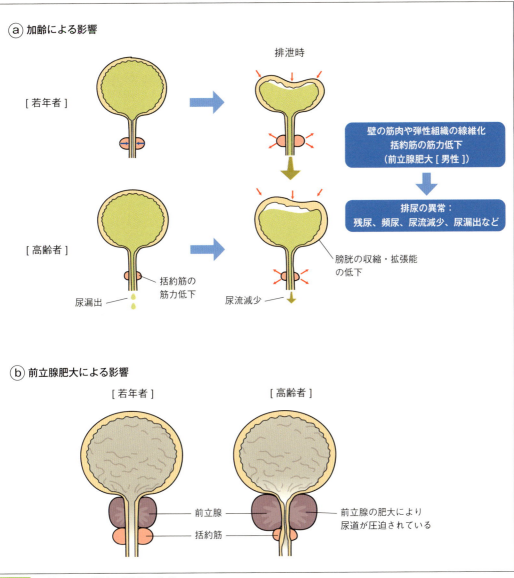

図19 加齢による膀胱・尿道の変化

9. 造血器・免疫系

> **Point**
> ▶ 骨髄の造血容積は減少し、脂肪髄に代わっていくが、造血幹細胞の減少は明確でない。
> ▶ 高齢者では貧血が生じやすく、加齢にともなうものとされている。
> ▶ 免疫機能は次第に低下していき、感染やがんに罹患しやすくなる。

造血能の変化

　血液細胞（赤血球、白血球、血小板）は骨髄で造られますが、加齢によって、骨髄中の造血容積は次第に減少し、脂肪髄に代わっていきます（図20）。ただし、血液細胞のもととなる造血幹細胞の老化による数の減少については、顆粒球系単球系幹細胞は変化が少ないとされています。一方、赤芽球系幹細胞の割合は加齢とともに低下するという報告が多く見られます。また明確な証明はありませんが、老化によって造血幹細胞の機能が低下することが想定されています。その間接的根拠として、加齢にともなう貧血や免疫能の低下、また白血病などの骨髄増殖性疾患の増加などが挙げられています。

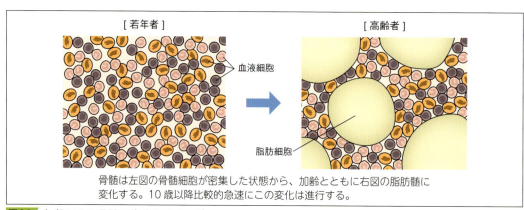

骨髄は左図の骨髄細胞が密集した状態から、加齢とともに右図の脂肪髄に変化する。10歳以降比較的急速にこの変化は進行する。

図20　加齢による骨髄の変化のイメージ

貧血

　高齢者では原因の特定できない貧血が見られることがまれではなく、加齢にともなう貧血とされています。もともとヘモグロビン濃度などの貧血の指標では、青壮年では、女性は男性に比べて低めですが、高齢者では男女差がなくなってきます。エリスロポイエチンに対する反応の低下などさまざまな原因が言われていますが、機序はまだ十分解明されていません。病的でない場合も多く見られますが、長い経過で骨髄異形成症候群など血液の病気に進展することもあり注意が必要です。

免疫機能の変化

　臨床的には、高齢者の免疫機能低下の例証は多く認められます。高齢者のヘルペスウイルス（帯状疱疹ウイルス）感染症や結核の再活性化はその一例です。また高齢者にはがん発症も多いのですが、これも免疫機能調節の低下と関連しています。各種免疫担当細胞の加齢による変化を図に示します（図21）。しかし、免疫機能低下のメカニズムはまだ十分明らかにされていません。リンパ球の研究で、加齢によるヘルパーT細胞とサプレッサーT細胞の変動が指摘されていますが、免疫の低下や異常をすべて説明できるものはなく、免疫機能低下の解明は今後の課題です。

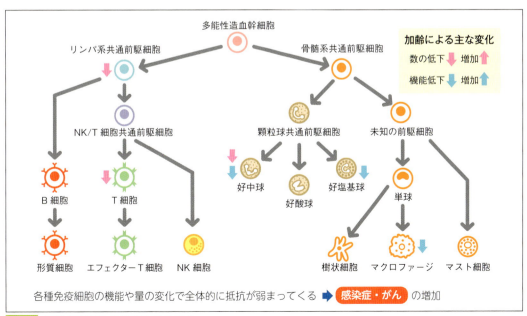

図21 各種免疫細胞の機能や量の変化

10. 運動器系

Point

- 骨量・骨密度の低下が進行し、骨折のリスクになる。
- 関節軟骨が加齢と積年の荷重負担により摩耗・変性を起こし、関節の痛み・変形を生じやすい。
- 筋重量の減少、線維組織の置換で、固く骨ばった状態に変化する。関節が屈曲位となりやすい。

　運動器系は骨、関節、筋肉（腱、靭帯を含む）からなっており、その老化は日常生活機能にも大きく影響を及ぼします。ここでは各々の変化を述べ、運動機能全体としては別項（p.46参照）で記載します。

🌱 骨の変化

　骨の加齢による変化として最も目立つのは骨量・骨密度の低下です（図22）。これが進むと骨粗しょう症という病名になります。骨は形成と吸収が常に行われており、そのバランスが骨吸収の方に傾くと骨量減少が生じます。これにはホルモンやさまざまなサイトカインが関わっており、研究も多くなされていますが、加齢により骨吸収が優位になる機序はまだ十分に解明されてはいません。

　骨量が同様であっても高齢であるほど骨折発生率は高いとされています。これは、老化では骨量のみならず骨質が変化するためと言われています。この点については、骨内にはコラーゲンが網目のようになって架橋形成しており、その様態が骨質として重要な要素ですが、それが加齢により劣化するという説が有力です。

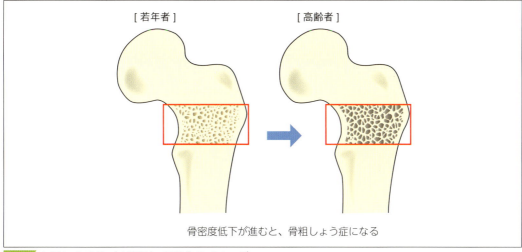

骨密度低下が進むと、骨粗しょう症になる

図22 加齢による骨（大腿骨）の変化のイメージ

関節の変化

　老化による関節の変化としては、関節表面を覆う関節軟骨の変化が最も重要です。この関節軟骨が加齢や積年の荷重負担により、摩耗や変性を生じるようになります（図23）。その変化が進んだ状態は、疾病としての変形性関節症そのものです。つまり、老化による変化には、積年の軟骨の損傷、変性、修復が繰り返された結果が常に重なっていて、加齢変化のみを適切に分離して理解するのは難しいということでもあります。

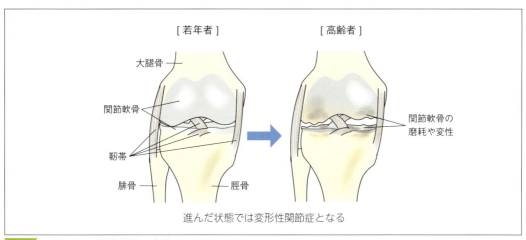

進んだ状態では変形性関節症となる

図23 加齢による関節軟骨の変化

筋肉の変化

　加齢により、一般的に筋重量は減少していきます。筋線維は萎縮していきますが、組織の再生は加齢とともに緩やかになるため、萎縮した部分は線維組織に置き換えられていきます。手の変化に顕著に認められるように、痩せて硬く骨ばり、骨間が深くなっていきます（図24）。

　機能としては、神経系の変化も重なって、動きが緩慢になります。また筋の変化に対応して、関節は屈曲位を取るようになり、可動域の制限が徐々に進行していきます。不随意的な攣縮（れんしゅく）も起こりやすくなります。筋力の強度と持続力も低下していきます。

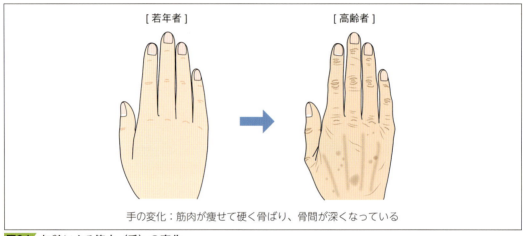

手の変化：筋肉が痩せて硬く骨ばり、骨間が深くなっている

図24 加齢による筋肉（手）の変化

11. 感覚器系

> **Point**
> - 視細胞など眼を構成する各種組織の機能低下から、視力低下、老眼、暗順応減退などが生じる。
> - 内耳機能は加齢変化を受けやすく、聴力、言葉の聞き取り、平衡感覚などに低下傾向が生じる。
> - 味覚や嗅覚も閾値上昇の傾向があり、影響する疾患等が重なると機能低下が明瞭化する。

🌱 視覚の変化

　加齢により角膜、水晶体の屈折力の変化、視細胞の機能低下などが生じ、まずは遠方視力の低下が起こります。白内障や加齢黄斑変性などが生じるとさらに視力は低下します。また、眼屈折度は遠視方向に移動していきます。そして、眼調節力が低下することで、老視（老眼）が起こってきます。また、網膜に到達する光の質と強さを調節する機

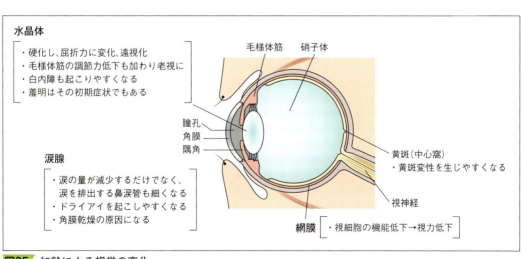

図25　加齢による視覚の変化

能が全体として低下し、羞明、暗順応や明順応の減退、周辺視野の減少などが症状として起こってきます（前ページ図25）。これら視覚の変化は、夜間の移動で転倒が起こりやすくなるなど創傷の原因となることがあります。

聴覚の変化

耳は外耳、中耳、内耳に分けられますが、加齢変化を最も受けるのは内耳です。内耳機能の障害により、聴力、言葉の聞き取り、平衡感覚などが低下します。構造的には蝸牛の萎縮、前庭器官の退行変性が生じ、それによって聴力や平衡感覚の機能低下が生じてきます。感音性の聴力低下は両側性で、高音域から緩徐に始まります（図26）。進むと低音域も低下してきます。耳鳴もしばしばともないます。

会話の理解は高音性の感音難聴によっても影響を受けます。特に高音域の聞き取りが悪いため、似た音の識別が難しくなり会話についていくことが困難になりがちです。さらに、高次の聴覚中枢での情報処理の機能が落ちてくるため、速い会話を理解することが困難になっていくでしょう。

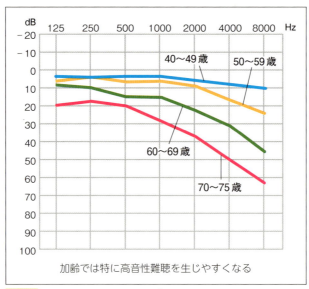

図26 聴覚の経年変化（オージオグラム例）
（出典）中井義明．聴こえの臨床．新興医学出版社，2003，41より転載

味覚・嗅覚の変化

　高齢者の味覚では、感覚閾値が上昇する傾向があるとされますが、個人差がかなりあります。組織的には味蕾（みらい）の減少や舌乳頭の萎縮、神経経路と味覚中枢の機能低下などが関係しますが、機能上は予備能が大きいので、味覚の減退は一般的にはそう強くは起こりません。むしろ、全身疾患、使用薬剤、亜鉛摂取の低下など、さまざまな影響を受けることにより味覚変化が生じます。さらに、味覚は嗅覚低下の影響を強く受けます。

　嗅覚も末梢から中枢までの加齢にともなう萎縮などの組織的変化はありますが、嗅覚低下が明瞭に起こるわけではありません。やはり予備能低下を受けて、生活習慣や疾病の影響を受けやすくなり、喫煙や慢性的な副鼻腔炎などがあると機能低下が明確になってきます。

12. 顎口腔系

> **Point**
> ▶ 歯はう蝕、歯周病で次第に失われていくが、日常のケアの仕方などによる個人差が大きい。
> ▶ 歯の喪失に加え、咬合筋の萎縮などにより、咬合力低下を起こしやすい。
> ▶ 嚥下機能は、さまざまな原因が複合的に作用して障害を受けやすい。

　顎口腔系は摂食（咀嚼・嚥下）、構音に関わり、日常生活・社会生活上で重要な機能を有しています。系全体の健康は糖尿病など全身疾患の影響を強く受けます。その一方で、栄養摂取の程度や、歯周病菌の全身疾患への関わりなどによって、全身の健康への影響も大きいとされています。

　歯は齢を重ねるほど、う蝕や歯周病により失われていきます（図27）。これらの元にあるものは基本的に歯科疾患であり、加齢のみの変化ではありません。つまりは積年の

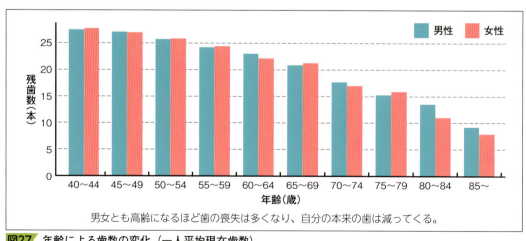

男女とも高齢になるほど歯の喪失は多くなり、自分の本来の歯は減ってくる。

図27 年齢による歯数の変化（一人平均現在歯数）
（出典）厚生労働省．平成23年歯科疾患実態調査．図17〈http://www.mhlw.go.jp/toukei/list/dl/62-23-02.pdf〉（2016-11-16）より引用

歯のケアに大きく左右されます。歯そのものについては加齢による機能上の変化は少ないとされています。

また、歯以外では、歯肉退縮、口腔粘膜の菲薄化、唾液腺変化（細胞減少と分泌低下）、咀嚼筋筋力低下などが加齢変化として挙げられます。これらが顎口腔系の機能障害に直結するわけではありませんが、歯の喪失やほかの原因と重なって、咬合力低下や口腔内乾燥、味覚低下などを引き起こしやすくします。

嚥下機能の変化

嚥下は、食物が口腔、咽頭、食道を経て胃に至るまでの過程ですが、この機能が低下すると食物が気道に入り、誤嚥性肺炎を生じます。誤嚥性肺炎は高齢者ほど多いので、嚥下機能は非常に重要です。

高齢者の嚥下機能が低下しやすいのは複合的な理由によります。加齢とともに進む歯の喪失、舌の運動機能低下、咀嚼能力低下、唾液の分泌低下、口腔感覚の鈍化、味覚の低下などが関与しています。

咽喉でも、喉頭の位置低下による嚥下時の喉頭挙上不十分や、上部食道括約筋等の筋力低下などから喉頭の閉鎖が不十分になると誤嚥しやすくなります。また咽頭収縮筋の収縮力が低下し、咽頭に唾液および食物が残留する場合もあります。薬物の副作用や、食欲低下、嚥下障害を生じる合併疾患によって嚥下機能が低下する場合もあるでしょう（図28）。

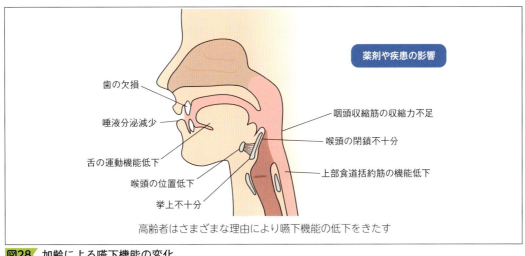

図28　加齢による嚥下機能の変化

【参考文献】

［造血能］
- 上田慶二ほか編．老人看護の基礎知識．ダイレック，1993，95，（サルース：ビジュアル老人看護百科，1）．
- 井村裕夫ほか編．老年の診療．中山書店，1995，231，（関連領域疾患，3）．
- 日本老年医学会編．老年医学テキスト．改訂第3版．メジカルビュー社，2008，504-5．

［免疫機能］
- ピーター・パーラム著．エッセンシャル免疫学．第2版．笹月健彦監訳．メディカル・サイエンス・インターナショナル，2010，14．
- 矢田純一著．医系免疫学．改訂13版．中外医学社，2013，328-9．

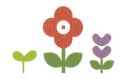

2 3つの状態・機能

1. 精神状態

Point
- ▶ 高齢者は置かれた状況により、大なり小なり心的ストレスにさらされやすく、抑うつのリスクがある。
- ▶ 高齢者では、それまでに形成された性格が先鋭化した形で表出されやすい。

🌱 心的ストレス

老年期には、多かれ少なかれ、加齢による身体的・生理的変化や、配偶者や友人を亡くすといった経験、退職等による社会的役割の喪失、また家庭の事情による転居などが

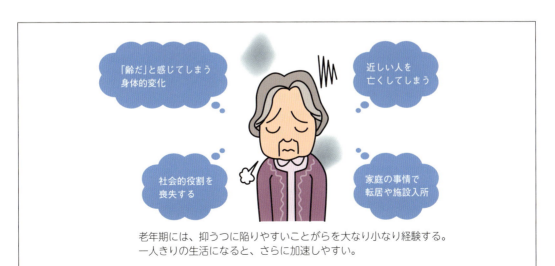

図1 老年期に特有の心的ストレス

重なりやすく、こうした環境の変化により重大なストレスを経験する時期と言われています（前ページ図1）。本人の心理的適応力、社会的支援などにより、多くの人は危機を乗り越えていくことになりますが、時にうつ状態に陥ったまま老年期うつ病を発症することもあります。

パーソナリティ

　高齢者に特有のパーソナリティは、従来、温厚、「まるくなる」など肯定的なイメージがある一方で、内向、頑固、慎重、孤高、不安など否定的なイメージももたれてきており、むしろその方が強く言われてきたきらいがあります。しかし、心理学的研究が進むにつれて、そのようなイメージはかなり修正されてきました。「頑固さ」などの特性は、もともと持っていた性格特性が、認知能力の低下にともなう抑制力の低下や判断能力の低下によって前面に出やすくなっている結果とされています。その意味で、老年期ではそれまで形成されてきた性格特性が先鋭化しやすいという側面を持っているとも言えるでしょう（図2）。

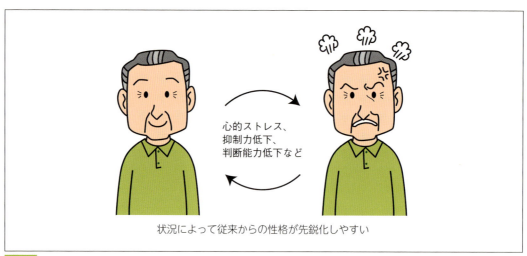

状況によって従来からの性格が先鋭化しやすい

図2 高齢者に特有のパーソナリティの変化

2. 知的機能

Point

- 高齢者では選択的注意や注意分割が次第に困難になる。
- 短期記憶は加齢とともに低下していく。
- 長期記憶では、エピソード記憶は低下しやすいが、意味記憶や手続き記憶は比較的保たれる。

　認知症は記憶障害と密接に関係しているので、知的機能と記憶機能とは同一視されやすいのですが、実際は知的機能は、見当識、理解、判断、言語によるコミュニケーションなど、高次の脳機能にまで幅広く関連しています。基本的には脳神経系の老化と密接に関連しますが、器質的な変化については脳神経系の項（p.15参照）で解説し、ここでは知的機能のうち、注意と記憶について解説します。

注意

　心理学的な意味での「注意」の内容は多岐にわたっていますが、加齢との関係では「選択的注意」が問題になります。選択的注意とは、ざわついたパーティ（妨害刺激）の場でも近くの人との話を選択的に聞きとり会話ができるなど、必要な情報を選択する能力です（次ページ図3）。加齢により、妨害刺激の影響を受けやすくなるとされています。また、複数の事柄に注意を向けて並行処理することを注意分割といいますが、この点でも課題が複雑になるほど、高齢者の成績が下がるとされています。全般に高齢になるほど不必要な情報処理を選択的に抑制することが困難となってきます。

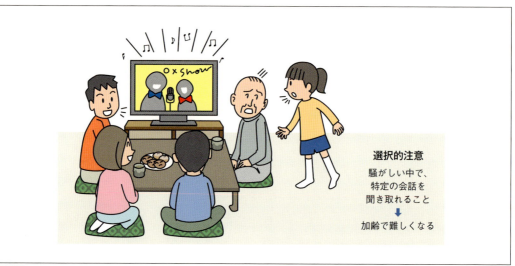

図3　高齢化による選択的注意力の低下

記憶

　記憶を情報処理過程で分類すると、記銘（対象を新たに記憶として取り込む）、把持（取り込まれた情報を保持する）、再生（保持されている内容を再生する）という3通りになります。高齢者ではそのうち、把持と再生に障害が生じやすいとされています。

　また、時系列的な認知心理学的モデルでは、記憶は感覚記憶、短期記憶、長期記憶に分類されています。感覚記憶とは、外部からの刺激が、その意味を理解せずに秒単位のわずかな期間、脳内に保持される記憶です。また、短期記憶とは、それよりは長く数十秒間であれば保持することができる記憶です。記憶容量としては数字であれば7個程度です。そして、長期記憶とは、長期間の記憶を言います。

　記憶容量は膨大で、実際上無限です。さらに長期記憶は言語的レベルでの「陳述的記憶」と、認知・行動レベルでの「手続き記憶」（自転車運転など技能的なもの）とに分かれます。陳述的記憶には特定の場所や時間に関係せず、物事の意味を表す一般的な知識・情報についての「意味記憶」と、個人的な経験や思い出など、出来事についての記憶「エピソード記憶」があります。高齢者の記憶の特徴は十分明らかにされてはいませんが、短期記憶はかなり加齢の影響を受けるとされています。また長期記憶では、エピソード記憶は加齢の影響を受けますが、意味記憶や手続き記憶は比較的保たれるとされています（図4）。

臨床的には、加齢で「名前が出ない」から始まり、いわゆる「もの忘れ」が多くなることは広く認められています。また、単なる加齢による記憶障害は、「生理的健忘」として、「病的健忘」である認知症とは区別されます。この場合、記憶障害は限定的で、見当識は保たれ、学習能力（記銘）は保持されています。また、日常生活にはほぼ支障はありません。

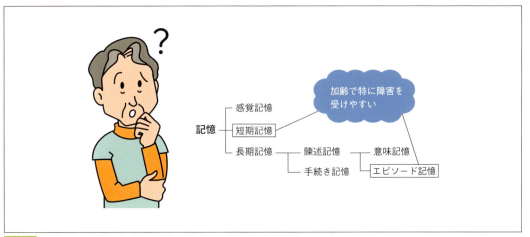

図4 記憶の分類（認知心理学的モデル）と加齢による記憶の変化

3. 運動機能

> **Point**
> - 運動機能は、神経系、感覚器系、運動器系、心肺機能など広範囲の加齢変化を反映する。
> - 機能の指標としての筋力、瞬発力は低下するが、持久力の低下は少ない。
> - 平衡機能は次第に低下、起立姿勢保持、バランス姿勢保持なども低下していく。

　運動機能は主に、神経系と感覚器系、運動器系（筋・骨格系）、循環器系が統合的に機能して成り立ち、この機能は日常生活を行う上で極めて重要です。多くの運動機能は以下に示すように、かなり早い時期から加齢により低下します。その一方で、低下の度合いは運動、日常の身体活動の影響を強く受けるとともに、適切なトレーニング等で機能回復、向上も可能であるという特徴を持っています。その分、個人差は強く生じます。

　骨・筋肉・関節などの運動器系は運動機能と密接に関連し、運動器系の項（p.32 参照）で示したように、加齢の影響を次第に受けていきます。その中でも筋力は早めに変化し、おおむね20歳台をピークにして、その後次第に低下していきます。

　瞬発力は10歳台後半にピークを迎え、その後加齢にともない低下していきます。筋力に比べ下降率が高いという特徴があります。持久力も加齢で若干低下しますが、比較的緩やかで、運動機能の中では低下がかなり少ないとされています。

　起立姿勢は主に運動器系の加齢変化により高齢者に特徴的な形態を示していく（図5）ことがしばしば認められ、運動機能の低下を加速する要因にもなります。

　平衡機能は関連諸器官の中で特に三半規管の働きが大きいのですが、これも20歳台をピークに次第に低下していきます。起立姿勢保持、バランス姿勢保持ともに機能低下が生じていきます。

こうした一般的な加齢変化に加えて、心肺機能の低下など、さまざまな器官の生理的・病的変化を受けて運動機能が低下しやすくなります（図6）。運動機能低下が進むと、外的状況に応じて転倒・骨折の危険性が増していきます。

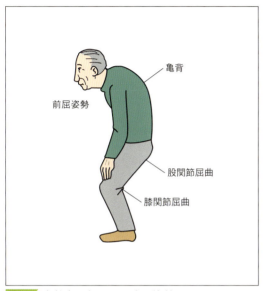

図5　高齢者に起こりやすい姿勢

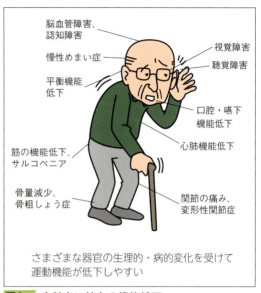

図6　高齢者に特有の機能低下

2章

高齢者のアセスメントで気を付けたいポイント

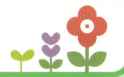

1 アセスメント技術のポイント

1. 問診

Point

- ▶ 患者さんが症状を訴えたら、得るべき情報をもれなく聴取。
- ▶ テレビやラジオを消して、静かな環境で。
- ▶ 話すときは静かな低音で、目を見ながらゆっくりと。
- ▶ 質問に対して的確な答えが得られない場合は、しぐさや表情を見ながら探っていく。
- ▶ 日頃から相手の目線に合わせた話しやすい態度で、患者さんの様子や態度に気づき的確な質問を。
- ▶ 認知症の有無にかかわらず、まずは患者さんから話を聞き、次に家族やそばにいる方に聞くことが原則。

　問診の目的は、主観的情報を正確に、豊かに得ることです。問診は、患者さんの異常を発見するための最も重要な情報収集手段です。高齢者の場合、さまざまな影響で主観的情報が得られにくく、情報の正確性が保たれにくくなります。それでも工夫をして、相手からの訴えを引き出しましょう。

症状の問診は原則を守って、情報を網羅する

　患者さんが症状を訴えた場合には、得るべき情報をもれなく聴取することが大切です。医師に報告する際も、これらの情報が網羅されていれば速やかに判断ができ、お互いに

効率的な仕事ができます（表1）。

　高齢者の場合、的確に質問に答えられない場合もあるでしょう。その際はノンバーバルなサイン（どこかを押さえていたり、触れられるのを嫌がったりなど）、表情を見ながら範囲や程度について探っていきましょう。過去に起こった症状に似ているものがないかを聞いたり、患者さんが思う原因を聞いたりすることも有効だと言われています。ただその際は、看護師の判断が患者さんの判断や過去に縛られすぎないように気を付けてください。

表1　症状の問診の原則

聞くべき項目	質問例（痛みが主訴の場合）
部位・位置（Location）：どこが、どんな範囲で	「どこが痛みますか？」 「どのくらいの広さですか？」
性質（Quality）：どのように	「どんなふうに痛いですか？　ジンジンとかチクチクとか、具体的に教えてください」
程度、重症度（Quantity）：どれくらい	「どのくらい痛みますか？」 「最もつらくて耐えられないと思うような痛みと比べてどうですか？」
時間的経過（Timing）：いつはじまり、どう推移したか	「いつから痛いですか？」 「痛みが持続する時間はどれくらいですか？」 「痛み始めてから今まで、痛みの程度はどのように変わりましたか？」
状況（Setting）：どんな状況で起こったか	「痛み始めたときに何かしていたということはありますか？」 「食事や運動などの生活と関連はありますか？」
増悪・改善因子（Factor）：良くなる、悪くなる要因は何か	「こうしたら痛くなくなる、こうしたらより痛くなる、ということはありますか？」
随伴（関連）症状（Associated manifestation）：ともに起こるこれ以外の症状は？	「痛み以外で、一緒に起こる何か気になる症状はありますか？」

集中力を阻害しないために、静かな環境を

　高齢者は難聴の方が多く、少しの雑音でもこちらの声が届かなくなります。テレビやラジオを消し、必要であれば家族にも言葉を挟まないように依頼してください。補聴器を使用している場合は、特に静かな環境でないとその効果が薄れてしまいます。なるべ

く正面に位置取り、まずは自分に注意を向けてもらいましょう。

雑音を防ぎ、低い声で、目を見ながらゆっくり話す

　高齢者の難聴では主に高音領域の聴取が不得意になります（p.36参照）。静かな低音でゆっくりと話しかけてください。問診は、相手に話していただくことが大前提ですが、聞きたいことについては、なるべく核心的な質問から先に聞いていきましょう。

　認知レベルが低下した方では、集中力が散漫になります。音以外にも、動くもの、急に出入りする人々で容易に混乱してしまいます。静かな環境を保てるようにできる限りの工夫をしてください（図1）。

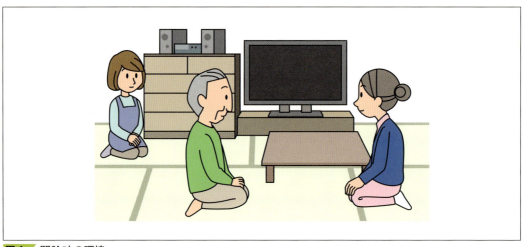

図1　問診時の環境

高齢者は症状を過小評価して話しがち

　高齢者は一般的に、症状を訴えない、訴えても過小に話しがちだと言われています。医療者への遠慮や治療への恐怖、おおごとになると面倒くさいという感情が働くと考えられます。さらに、疼痛等の苦痛に対する感じ方が鈍くなり、もともと深刻な症状を感じにくくなっています。看護師は患者さんにとって医療職の中でも一番話しかけやすい、ありのままを話しやすい職種です。日頃からオープンで、話しかけやすい態度を心がけ

ましょう。また、様子の変化に敏感に気づき、的確な質問をしましょう。

認知症でも、本人の訴えは重要な情報

　認知レベルの低下した患者さんの訴えがどの程度信頼できるかは特に悩ましい問題です。しかし、米国の研究では、患者さんが症状を訴えるとき、家族や関係者の報告よりも、本人からの訴えのほうがより多くの情報を含むという研究成果があります[1]。

まずは高齢者自身に、その後家族に様子を聞いて

　認知症の有無にかかわらず、まずは患者さん本人に身体の様子を聞き、その後、その正確性を保証するために、家族等、そばにいる方に様子を聞くことが原則です。また、主観的情報と客観的情報がずれた際には、主観的情報である本人の訴えを軽視しがちになります。しかし、「精神的なもの」「訴えが不安定」と安易に考えることで、重要な情報を逃すことがあります。主観的情報を解釈するときに、気を付けたいことです。

急がば回れ、相手の話をさえぎらずによく聞いて

　高齢者の会話はとりとめがなく、テンポよく核心をついた答えを得られないことが多いかと思います。自分のペースが崩れると容易に心を閉ざしてしまったり、言いたいことがわからなくなってしまったりします。

　患者さんが、こちらが信頼できる相手なのかを慎重に見極めるファーストコンタクトは重要です。なるべく相手の言葉をさえぎらずによく聞いて、聞いている間に尋ねるべき情報を頭の中で整理しておきましょう。患者さんが話し終わったら、ゆっくりと質問をしていきます。初めに「良さそうな人だ、よく聞いてくれる人だ」と感じた評価は揺るぎにくいものです。情報収集を効率的に正確にしようと考えるのなら、まずは焦らずに患者さんの訴えに耳を傾けましょう。

会話から認知障害や抑うつに気が付いて

　高齢者の精神状態の問題として、注意すべきなのは、「うつ病」と「認知症」です。いずれも、様子や会話からこの状態がないかを探っていきます。

　抑うつ状態がないか、悪化していないかを探っていくためには、気持ちが落ち込んだりしていないか、趣味や興味を持っていたものから遠ざかっていないかを確認します。特に退職や配偶者の死、引っ越し等のストレスの高いライフイベントの後は、十分に注意しましょう。自死のリスクも高まりますので、躊躇せずに医療に結び付けましょう。

　認知障害については、加齢で見られる正常な範囲の認知機能の低下と病的な認知症との鑑別は難しく、これといった決め手がないと言われています。起こった出来事自体を忘れてしまう物忘れや、行動が単純化し、いつもできていた生活自体ができなくなった場合は認知症を疑い、家族からも情報を得て専門的な診断を仰いだほうが良いでしょう（図2）。

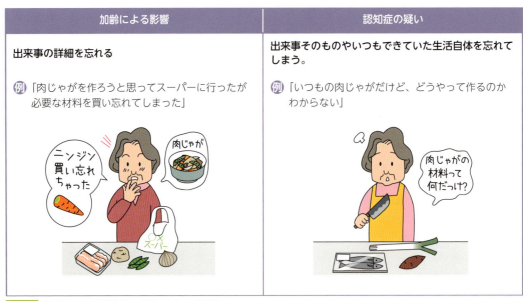

図2　加齢による影響と、認知症との鑑別

2. 視診

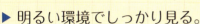

> - 明るい環境でしっかり見る。
> - 腫脹（しゅちょう）や隆起は、広範囲に露出し、上から横からまんべんなく見る。
> - 入浴や清拭などの機会をとらえ、全身を見て異常がないかを確認。

視診は、目で見て観察する技術です。問診で訴えがあったり、何らかの異常状態を察知したら、まずは視診でその部位を見て観察します。

明るい環境で、露出はしっかりと

目で見るのですから、明るい環境にすることが大切です。十分な光量を確保するために、灯りをつけたり、カーテンを開けたりしましょう。ペンライトは観察のための必需品です。必ず携帯してください。

腫脹や隆起がある場合は、その部分だけを露出していては観察しにくいものです。なるべく広範囲に露出し、上から、横からまんべんなく見ていくことが必要です。認知症の高齢者では、露出することに拒否を示すこともあります。しっかり目を見て目的を説明し、痛みがないことを保証するだけで、協力的になることも少なくありません。いきなりの露出には注意しましょう。

視診で身体内部の情報を得る

高齢者は筋肉量が少なくなるため、体内内部の情報が視診で得られやすいという特徴があります。便秘の際の便の貯留、イレウスの際の腸の蠕動（ぜんどう）、尿閉の際の膀胱の充満、心拡大を示す最大拍動点の範囲の拡大など、若年者では観察しにくいものが視診で容易

に観察できます。この点を考慮に入れて、注意深く視診をしましょう。

　また、高齢者は感覚が鈍くなっているので、入浴や清拭など全身を見る機会に、患者自身の訴えがない異常に気づくことがあります。全身を丸ごと見ることができるときを観察の機会ともとらえ、注意深く視診してください。

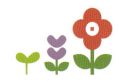

3. 触診

Point

- ▶ 目的によって、適切な触れ方を選択。
- ▶ やさしく、声をかけながら軽く触れ、表情やしぐさで圧痛に気づく。
- ▶ 圧痛が強いならそれ以上の触診は避ける。

　触診は触れることによって硬さや温かさ、圧痛の有無などを調べる技術です。触れる目的によって、大きく3つの触れ方があります。これらを駆使して患者さんの状態を探りましょう。

適した触れ方で正確な情報を得る

❶ 浅い触診

　一般的な触診方法で、手指と手掌（しゅしょう）を皮膚表面に当て、1～3cmほど、軽く押します。圧痛の有無、弾力性や湿度、固さを知ることに適しています（図3）。

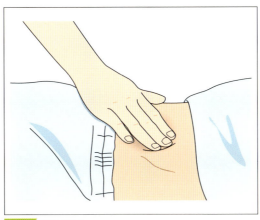

図3　浅い触診

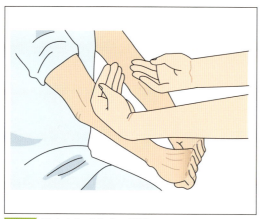
図4 温度を知るための触診

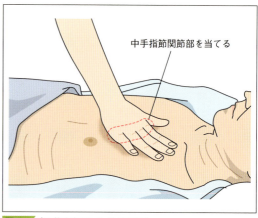
中手指節関節部を当てる
図5 振動を知るための触診

❷ 温度を知るための触診

　手背を用いて触診します。手掌より手背の方が温度を敏感に察知することができます。皮膚温は中枢温と違い、容易に変わります。左右同時に触診して差を比べることで正確な判断ができます（図4）。

❸ 振動を知るための触診

　硬い物質が振動を伝えやすいことから、看護師の中手指節関節部を患者さんに当てて触知します。あまりスタンダードでは用いない方法ですが、聴診器を用いなくても痰の貯留や肺水腫、大きな心雑音を即座に判断できます（図5）。

触れたときの患者さんの表情をよく見よう

　さまざまな理由で高齢者は、痛みや苦痛を適切に表現できないことがあります。触れる際には、愛護的に、声をかけながらまずは軽く触れましょう。表情やしぐさから圧痛に気づいてください。腹部臓器などは、圧痛が強いようならそれ以上の触診は避けます。高齢者では特に、炎症を広げたり脆弱（ぜいじゃく）な臓器を損傷する可能性が高くなります。

4. 打診

> **Point**
> ▶ 打診で聞き取りたい音は3種類（共鳴音、鼓音、濁音・半濁音）。
> ▶ 正常な自分の身体を叩いて耳慣れておく。

　打診は、患者さんの身体を間接的に叩き、その音を聞いて身体内部の情報を観察する技術です。

痛みなくアセスメントできる、使いこなしたい技術

　間接的に部位を叩くので、患者さんへの侵襲はほとんどありません。約6cm下の臓器の状態がわかるため、触診よりも深部のことを知ることができます。痛みなく情報量も多いので、なるべく慣れて有効に活用していただきたい技術です。

良い音を出し、聞き取りを容易にする

　打診の基本を身に付け（次ページ図6）、何度も行うことで、耳を慣らしどんどん観察の精度を上げましょう。
　打診で聞き取りたい音は基本的に以下の3種類しかありません。まずは正常である自分の身体を叩いて慣れるようにするとよいでしょう。

❶ 共鳴音
　正常な肺を叩いたときの音で、ドンドンと低くて響く音です。肺胞内に空気が入っていることでこのような音になります。

❷ 鼓音

正常な腹部を叩いたときの音で、ポンポンと高くて軽い響く音です。腸管内にガスがあることからこのような音になります。

❸ 濁音・半濁音

肝臓や心臓、筋肉や骨を叩いたときの音で、ほかの2つに比べて響かない、小さく詰まったような音です。密な物質があって響かない場合にこのような音になるので、胸水や腹水、腫瘍、便塊、充満した膀胱などでも聞かれます。

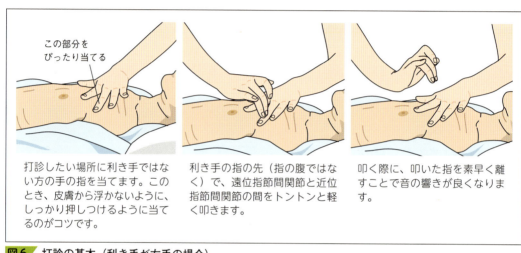

打診したい場所に利き手ではない方の手の指を当てます。このとき、皮膚から浮かないように、しっかり押しつけるように当てるのがコツです。

利き手の指の先（指の腹ではなく）で、遠位指節間関節と近位指節間関節の間をトントンと軽く叩きます。

叩く際に、叩いた指を素早く離すことで音の響きが良くなります。

図6　打診の基本（利き手が右手の場合）

5. 聴診

Point

- ▶ 聴診面が浮いて聞き取りにくいときは、ベル型を活用。
- ▶ よく聞き取れない場合は、音の伝達が良い聴診器の購入を検討する。
- ▶ 呼吸音の聴取は、患者さんを初めて見るときには欠かさず行う。

　聴診器を使って身体内部の音を聞き、状態をアセスメントする方法です。高齢者では、呼吸音、心音、腸音、血管音ともに異常音になることが多く、情報量が多いので、それらを細かく聞き取れるようになりたいものです。

聴診器の機能を有効活用

　聴診器には膜型とベル型のチェストピースがあります（図7）。膜型は高音領域の聞き取りに優れ、肺音や腸音の聴取に適しています。少し跡がつくくらいに密着させて使用します。ベル型の聴診器は、低音の聴取に優れ、心雑音や血管雑音を聞き取ることが

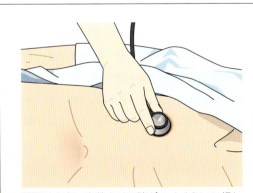
膜型は皮膚に密着させて跡がつくくらいに押しつけます。

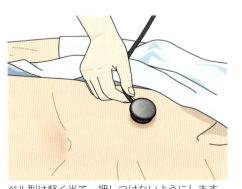
ベル型は軽く当て、押しつけないようにします。

図7 聴診器の使用法（膜型とベル型の使用法の違い）

できます。ベル型はその機能上、軽く押さえつけずに当てます。心音で聞こえ方の違いを実感してみると良いでしょう。

聴診面が浮いていると聞こえにくい。密着させるにはベル型を活用して

　高齢者の場合、筋肉や皮下脂肪の量が少なくなっていることが多いため、聴診器が密着せず、音が聞き取りにくいことがあります。特に胸部の聴診では、肋間がくぼみで膜型の聴診面では密着しないときには、ベル型を肋間に密着させて使用すると聞き取れる場合があります。ベル型は密着させると膜型と同様の機能になります。ベル型でも差し入れられない場合は、小児用を用いたり、凸面のダイヤフラムをつけると聞き取れるようになります。

自分自身の聴力低下には、良い聴診器と短い導管で対応

　よく聞き取れなければ、音を覚えることもできず、苦手意識も強くなり、聴診が億劫になります。思い切って、高価でも音の伝達が良い聴診器を購入することも良い判断だと思います。また、聴診器の導管を短く切ってしまうこともできます。音の伝達距離が短くなるので、聞き取りやすくなります。導管の長さは35cmが良いという文献[2]もあります。著者が実際に35cmに切ってみたところ、音は聞き取りやすいのですが顔が患者さんに近づきすぎるのが難点でした。

呼吸器に障害のある患者さんには、呼吸音の聴取をルーチンにしよう

　呼吸音の聴取では、呼気・吸気の入り具合、痰や水の貯留など、肺に関するあらゆる情報が得られます。初めて患者さんを見るときには呼吸音の聴取は必ず行いましょう。特に呼吸器系に障害のある方では、バイタルサインと同様に欠かせないものです。患者さんにもいつも行う「当たり前のこと」として慣れてもらいましょう。

6. フィジカルアセスメント結果の共有方法

Point

- ▶ 誰が言っていたことなのか、できるだけ言葉そのものを記録。
- ▶ スケールを用いて、客観的記載を。
- ▶ 報告は優先度の高いものから。
- ▶ 皮膚の異常などは、写真を用いると経過を把握しやすい。

　フィジカルアセスメントの技術や結果の判定は、医師やそれ以外の医療専門職と共有できる「共通言語」です。対象高齢者を中心として、お互いがわかり合えるような記録・報告をしましょう。

主観的情報は情報ソースを明らかに。なるべく言葉そのものを記載する

　高齢者の場合、介護を担っている家族から情報収集する場合も多いと思います。しかし、高齢者本人との関係性で、情報の解釈が違っていたり、曖昧な情報であったりすることがあります。先に述べましたが（p.53参照）、認知症であっても本人の訴えも情報として扱えます。誰がその情報を述べていたかをはっきりさせ、記録にも記載しておく必要があります。できるだけ言葉そのものを記載します。

スケール等を用い、客観的に記載しよう

　フィジカルアセスメントには、音や触診した感覚等、記録しにくいものもあります。アセスメントの技術を学び、聞いたり触ったりした感覚が何と呼ばれているのかを知り、正しい言葉で伝えましょう。

スケールを使うことも重要です。例えば浮腫について、「ある」、「なし」の記載では程度がわかりません。また、「軽度」や「重度」と言っても、看護師それぞれで判断が違ってしまいます。共通のスケールを用いて +1、+2 などと記載し報告すれば正確で、かつ経過もわかります。勉強会等を開き、基準を統一して記録や報告にいかしましょう。

報告する情報と順番を考えよう

　急に症状が起こり、医師に報告する際には、必要で十分な情報を優先度の高いものから報告すべきです。情報提供が医師の行動を左右します。

　原則としては、症状の詳細（p.51 参照）、バイタルサインの変動、症状が引き起こされる原因についてアセスメントした結果、合併する症状の有無、症状から起こったと考えられる問題、という順番が良いかと思います。興味を持って聞いてもらえるように、訓練を繰り返してください。

写真での共有

　皮膚の異常など、写真を用いた方が伝わりやすく、経過が把握しやすい状態については、本人と家族の許可を得て適切に活用するように取り入れていきましょう。

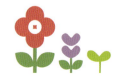

7. 本人や家族への自己アセスメントの指導

Point

- ▶ 患者本人や家族による自己アセスメントを促進。
- ▶ 行っているアセスメントから何がわかるのか、患者さんに伝え理解してもらう。
- ▶ 緊急連絡が必要な状況をあらかじめ伝えておく。

　疾患をもちコントロールしながら療養している方は特に、状態を自己や家族がアセスメントできるように指導することが必要です。本人や家族の持っている知識のレベル、不安を抱いているか否かなど、総合的な判断は必要ですが、在宅医療が進む現在、自己アセスメントの促進は必要不可欠なものです。積極的にケアプランに取り入れましょう。

今あなたが行っているアセスメントについて患者さんに説明する

　アセスメントの説明は、患者さん自身の健康状態を自ら知る方法を理解する第一歩になります。「足の太さが左右で違いますね。押すと痕が残るのは、むくんでいるということです。今まで右側を下にして寝ていたので、水が下に移動してこっちのむくみがひどくなったんでしょうね」などと説明すると、左側臥位で左足がむくんだときにも安心していられます。自己アセスメント促進の一歩は、今皆さんが行っているアセスメントを知ってもらうことです。積極的に伝えるように意識しましょう。

自己アセスメントの方法と、緊急連絡が必要な状況の説明をする

　患者さんや家族が観察だけできても、どういう対処をすればよいのかがわからないと不安です。「こういう状態のときはすぐに連絡を」というアドバイスとともに対応方法の指導ができると効果的です。

【参考文献】
1) Davis, PB. et al. History-taking in the elderly with and without cognitive impairment. How useful is it? Journal of the American Geriatrics Society. 37(3), 1989, 249-55.
2) 高橋照子ほか. 実践フィジカルアセスメント. 第3版. 小野田千枝子監. 金原出版, 2008, 9.

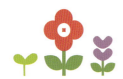

2 高齢者ならではの各系のフィジカルアセスメントのポイント

1. 全身的変化のアセスメント

Point

- ▶ 個人差が大きいため、普段の状態をアセスメントして記録しておき、それを基準として判断を。
- ▶ 体温は環境に左右されやすい。感染を示唆する発熱か、うつ熱かを判断し、ケアにいかす。
- ▶ 体重測定は、脱水や浮腫など身体の水分量の変化、栄養状態を示す重要なアセスメント。ぜひ定期測定を。
- ▶ 圧痕やツルゴールは客観的判定で経過を観察。

体温のアセスメント

❶ 体温測定

　正しい方法で体温測定を行い、平熱を記録しておきます。腋窩測定では、体温計の感温部が腋窩最深部にしっかり当たっていないことによって、体温を低く測定してしまう場合が多いので、しっかり目で見て確認します。腋窩のくぼみが空いてしまっている場合は、耳式の体温計での測定が良いでしょう。しかし、赤外線が鼓膜に当たらないと不正確になってしまうので、外耳道がきれいである必要があります。腹部での体温測定も、ある程度腋窩温を反映できると言われています。測定方法を統一して記録し、変化を見るようにします。

❷ 発熱とうつ熱の鑑別

　発熱との鑑別が必要なのがうつ熱です。うつ熱は、体温の放散ができないことにより、

熱が体内にたまってしまった状態を言います。高齢者では体温調節機能が低下して環境の影響を受けやすいので、環境温の上昇、衣服の着すぎ、掛物のかけすぎなどで、容易にうつ熱が生じます。熱の放散がしやすいように薄着にし、風を当てるなどしてしばらく様子を見て、その後計測をし直してください。すぐに低下すれば、うつ熱と判断しても良いでしょう。うつ熱状態は、脱水の原因となりますので、防ぎたいものです。

感染時の体温のアセスメントについては、108ページを参照してください。

脱水のアセスメント

❶ 皮膚や口唇の乾燥

水分量が足りないことで起こります。高齢者は正常加齢による乾燥が見られることが多く、若年者よりも状態変化が表れにくいため、注意が必要です。

❷ ツルゴール（皮膚の緊張度）

ツルゴール（皮膚の緊張度）の判定方法（図1）は、前胸部や手の甲などを指でつまみ、つまんだ皮膚が元に戻るスピードで判定します。良好な緊張度を保っていれば、速やかに戻ります。2秒以上かかる場合は緊張度の低下とされ、脱水状態である可能性が高くなります。ただし、高齢者の場合、加齢によってもともと皮膚の緊張度が低下しているため、普段から緊張度を確認しておき、差を確認しましょう。

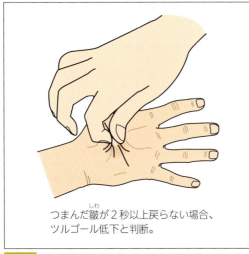

つまんだ皺（しわ）が2秒以上戻らない場合、ツルゴール低下と判断。

図1 ツルゴールテスト

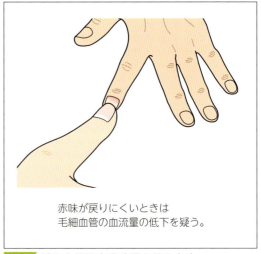

赤味が戻りにくいときは毛細血管の血流量の低下を疑う。

図2 毛細血管再充満時間を見る方法

❸ 毛細血管再充満時間

脱水により血液量が不足すると、皮膚への血流分布が少なくなります。これをアセスメントする方法に毛細血管再充満時間があります。

測定方法は、手指の爪を圧迫し、一時的に白くなり、その後速やかに元のピンク色に戻るまでの時間を見ます。戻る時間が遅くなると、毛細血管の血流量が不足していると判定されます。3秒以上かかる場合は脱水を疑います（図2）。

身体への水分貯留のアセスメント

身体への異常な水分の貯留は、浮腫や腫脹、胸水、腹水として現れることが多いので、これをアセスメントしていきます。

浮腫とは、皮下組織の水分が増えて、むくんだ状態になることを言います。浮腫は、局所性のものと全身性のものとに分類されます（表1）。

循環障害や腎障害で起こる全身性の浮腫では、身体の下になって重力を受けた部位に貯留します。例えば、座位で過ごしている場合は足背に、仰臥位で過ごしている場合は、アキレス腱や下腿の後面、陰部や背部に生じ、重力がかかる部位が変わると浮腫も移動します。

局所性の浮腫の中には、リンパ浮腫というリンパ液の還流障害によるもの、局所の炎症によるもの、静脈の還流が阻害されたことから起こるものがあります。上肢や下肢の太さに著しい左右差がある場合は、局所性の浮腫と考えられます。

表1 全身性浮腫と局所性浮腫

浮腫の種類	浮腫が起こるしくみ	浮腫の特徴
全身性浮腫	● 全身の静脈圧が亢進し、毛細血管の透過性が亢進し、血管外に液が滲出する ● 血液内のアルブミン量が低下し、血液の浸透圧が下降することで血管外に水分が滲出する	● 重力が加わる部位に水分が貯留し、体位による変化がある ● 日内変動がある
局所性浮腫	● リンパ液の循環が阻害されることで、リンパ液が局所に貯留して起こる ● 静脈の狭窄や閉塞により、静脈の流れが妨げられて生じる ● 炎症部位に生じる	● リンパや静脈還流が妨げられている領域に起こる ● 圧痕にならない腫脹として現れることもある ● 炎症が起こっている部位周辺のみに起こる

❶ 浮腫の視診・触診

　顔面が腫れていないか、指輪がきつくなっていないか、着衣のゴムなどの痕が深くついていないかなど、普段との違いを観察し、だるい感じやむくんだ感じ、動かしにくい感じがないか本人や家族に確認します。

　貯留部位の皮膚を指で押し、圧痕の深さでアセスメントします。圧迫時間は5〜20秒、指が沈み込み終わったら離し、その深さで判定します。判定のレベルは図3の通りです。目安として、圧痕が見られる浮腫がある場合は、体重の10％以上の水分が貯留しているとされています。

❷ 四肢周囲径の測定

　水分貯留による腫脹が激しく、圧痕にならない場合は、四肢周囲径を測定することでその経過を把握することができます。同一部位で測定できるように統一しましょう。

❸ 体重測定

　体重の変化で全身の水分貯留の状態を推測することができます。食事や排泄の影響を最小限にするために、起床時排泄後の測定が望ましいとされています。定期的な体重測定を生活に組み入れると良いでしょう。

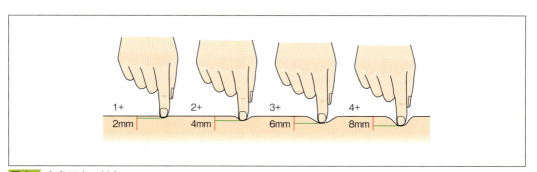

図3　皮膚圧痕の判定

食欲不振のアセスメント

　高齢者は、活動量・必要エネルギー量・味覚・嗅覚・視覚の低下により、「おいしい」と感じる感覚とともに、食欲がなくなり、食事量も減少していきます。これに加え、普段よりも食欲がない、食べる量が減るという情報は、高齢者の訴えのなかで身体の異常を早期に察知できる重要な情報です。消化器系の問題を疑うことが多いかと思いますが、全身状態を反映するものとしてとらえる必要があります。次ページに代表的な原因につ

いて解説します。

食欲不振の主な原因

まずは、循環や呼吸に問題がある場合、発熱などの炎症がある場合が考えられます。高齢者に多い肺炎についても、主訴は「急に食べられなくなった」であることが多いです。脱水や低栄養状態でも食欲が低下して飲食をしなくなり、さらに脱水や低栄養が進むといった悪循環が起こることも少なくありません。

嚥下や消化機能、排泄に問題がある場合も食欲不振をまねきます。便秘から食欲不振となる、むせるようになったので食べたくなくなる、ということはよく目にします。

疼痛などの症状や、そのほかのつらい症状があることで活動しなくなり食欲不振につながる場合も多いです。また、高齢者では多くの薬剤を使用していることもあり、薬剤性の食欲不振も考えられます。

精神的な問題も食欲に敏感に反映します。孤独や不安といった心のつらさ、認知症の悪化やうつ状態を示すサインでもあります。

食欲がなくなった、食事量が低下したという場合には、まずはバイタルサインの異常がないかを確認し、その後、症状や消化器の状態、精神状態など多方面からの幅広いアセスメントが必要となります。

食事がおいしく食べられるということは、生きていく意欲の源となり、高齢者のQOL（quality of life：生活の質）に大きな影響を及ぼします。異常を発見するだけではなく、どうしたらおいしく食べられるのか、ケアプランを考えるために食欲不振の原因をアセスメントしていただきたいと思います。

栄養状態のアセスメント

高齢者で特に問題となるのは低栄養です。低栄養はADL（activity of daily living：日常生活動作）の低下や、免疫力の低下による易感染、疾病の回復の遅延、るい痩による褥瘡の発症など、さまざまな悪影響があります。食事量については細やかな観察をしていることが多いですが、食べてはいても吸収に問題が生じて栄養状態が改善しないなど、さまざまな場合が想定されるので、客観的な観察を十分に行う必要があります。

❶ 体重測定

体重は、筋肉量や脂肪量の増減により変わりますが、水分の増減によっても変化しま

す。前述の脱水や浮腫のアセスメント（p.68〜70参照）とも併せて体重変化の原因を探索する必要があります。

❷ 栄養状態判定のための皮膚の視診・触診

低栄養状態では皮膚は乾燥し、皺ができます。薄く光沢があり、皮膚をずらすとパラフィンのような皺が寄ります（図4）。

低栄養と貧血は合併しやすいので、皮膚の青白さ、眼瞼結膜の色も確認すると良いでしょう。赤味が少ない場合は、鉄欠乏性貧血の疑いがあります（p.107参照）。

❸ 栄養状態判定のための爪の視診

スプーンのように真ん中がくぼんで外側が反り返る匙状爪（スプーン状ネイル）、爪に凹凸があり、横に溝がある状態（爪甲横溝）が起こることがあります（図4）。いずれも健康な爪を作るだけの栄養が足りないことから起こります。手の爪は根元から先端まで約100日かけて伸びると言われており、横溝の位置で栄養状態の変化が推測できることがあるので、横溝の位置にも注目してください。

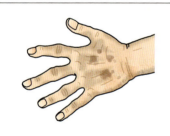

パラフィン様皮膚。脂肪や筋肉がなくなり、骨に皮膚が張り付いているように見える。皮膚も薄くなり、動かすとパラフィンのような皺が寄る。

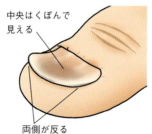

匙状爪（スプーン状ネイル）。外側が反り返ってスプーンのようになっている。

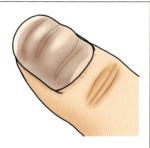

爪甲横溝。横に溝ができる。

図4 低栄養を示す皮膚・爪の所見

2. 皮膚のアセスメント

> **Point**
> - 皮膚の状態を医師や多職種に示せるように判定する。
> - 経過が観察できるように記録する。必要なときは、患者さんや家族の了解を得て写真を撮って記録。
> - 高齢者によくある皮膚トラブルの特徴を覚えておく。
> - チューブやカテーテルなどが触れている位置の皮膚障害、褥瘡(じょくそう)に注意。

　皮膚の防御機能が衰えていることから、高齢者はさまざまな皮膚トラブルが生じます。原因、症状は多様で、アセスメントにおける判断は非常に難しいものがあります。まずは皮膚トラブルの状態を医師や周囲のスタッフがわかるように記録・報告することが必要です。皮膚の異常を見つけたら、次ページで紹介するステップで観察します。

表2　発疹を表現する用語

用語	皮膚の凹凸	状態
斑	平坦	赤色となる紅斑、赤血球の血管外への漏出(ろうしゅつ)による紫斑、メラニンが減少した白斑などがある
丘疹(きゅうしん)	盛り上がる	0.5mm以下
結節	盛り上がる	0.5mm～3cm
腫瘤(しゅりゅう)	盛り上がる	3cm以上
疱(ほう)	盛り上がる	内容が滲出液(しんしゅつ)の場合：水疱、膿の場合：膿疱(のうほう)
びらん	欠損	表皮内の皮膚の欠損
潰瘍	欠損	真皮に至る皮膚の欠損
亀裂	欠損	線状に裂けている
鱗屑(りんせつ)	平坦	皮膚に付着する異常な角質で、脱落すると落屑(らくせつ)となる
痂皮(かひ)	盛り上がる	滲出液が乾いたもの

(出典) 澤村大輔. "B　皮膚発生学". やさしい皮膚科学. 診断と治療社, 2009, 9-12. より作成

表3 発疹の性状を表す用語

性状	呼称	状態
大きさ	粟粒大（ぞくりゅうだい）	粟粒の大きさ
	小豆大（あずきだい）	小豆豆の大きさ
	小指頭大	小指の頭ほどの大きさ
	拇指頭大（ぼしとうだい）	親指の頭ほどの大きさ
	鶏卵大	鶏の卵ほどの大きさ
	手拳大	握りこぶしほどの大きさ
形	円形	丸い
	卵円形	卵のように丸い
	地図状	不規則な形である程度の面積を占める
	線状	線を引いたような形
	帯状	幅を持つ帯のような形

性状	呼称	状態
表面の性状	平滑	表面がなめらか
	疣状（ゆうじょう）	表面に凹凸がありイボのような状態
	乳頭状	表面に細かい凹凸がある状態
	湿潤性	湿っている状態
分布	限局性	一部に限局している
	散在性	少し離れて多発している
	播種状（はしゅじょう）	全身にくまなく複数多発
	片側性	左か右どちらかのみ
	対称性	左右に対称的に
境界	境界明瞭	境界がはっきりしている
	境界不明瞭	境界がはっきりしない

（出典）澤村大輔．"B 皮膚発生学"．やさしい皮膚科学．診断と治療社，2009，9．より作成

Step1 視診し、色、形、盛り上がり、範囲でどのような皮膚トラブルかを判定する。

表2（前ページ）は、よく見られる皮膚トラブル状態の呼称です。どれに当てはまるかを判定します。

Step2 大きさ、形、分布について特徴をとらえる。

皮膚トラブルがどの程度広がっているのか、これに一定の法則がないかを確認します。表3によく使用される用語を載せました。大きさ等については、mmやcmで表現したほうが正確でしょう。

Step3 高齢者によく見られる皮膚トラブルと参照し、原因を推定する。

Step4 随伴症状について確認する。

かゆみ、痛み、熱感、しびれ、感覚異常などの症状を確認します。改善・増悪因子についても確認をしましょう。

Step5 皮膚トラブルの誘因になった出来事がないか問診する。

暑さや寒さ、湿度の変化、外用薬の使用、摂取した食物や薬剤、接した人など、何らかの生活の変化とともに現れたものであれば、それが原因や誘因である可能性が高いです。本人や家族に聞いて情報を集めます。

高齢者によく見られる皮膚トラブル

❶ 褥瘡

　褥瘡の好発部である、体圧が集中しやすい部分（仙骨部・大転子部・踵部等）については、機会をとらえて視診します。チューブ類の摩擦や圧迫によっても褥瘡となりますので、酸素使用中の場合は耳介、経鼻チューブの場合は鼻梁、膀胱内留置カテーテルの固定部や摩擦が加わる部分についても、定期的に観察を行う必要があります。

　褥瘡の創部の分類は、表4に示す通りです。

　ここで一番注意してほしいのはステージⅠの褥瘡です。出血や滲出液が見られないため、視診した際には単に「赤くなっている」という印象しかありません。褥瘡好発部位に「発赤」を発見した場合は、それが「紅斑」化していないかを必ず確認してください。

　確認方法は、発赤部位を指で押し、その後の皮膚の色の変化を見ます。発赤であれば、押すと皮膚が白くなり、指を離すとゆっくりと赤みが戻ります。紅斑化している場合は、押しても白くならず赤いまま、または、赤みが戻るスピードが速くなります[1]。これは、毛細血管に障害があって血流が妨げられているサインです。これを見逃さず、早めの対処をしましょう。早期発見は早期治癒への近道です。

表4　褥瘡の創分類（DESIGN-R®、NPUAP ステージ分類）

DESIGN-R®	d0		d1	d2	D3	D4	D5	U
深さ	皮膚損傷・発赤なし		持続する発赤	真皮までの損傷	皮下組織までの損傷	皮下組織を越える損傷	関節腔・体腔に至る損傷	深さ判定が不能な場合
NPUAP ステージ分類		DTI疑い	ステージⅠ	ステージⅡ	ステージⅢ	ステージⅣ		判定不能
状態		圧力および/または剪断力によって生じる皮下軟部組織の損傷に起因する、限局性の紫または栗色の皮下変色または血疱。	通常骨突出部位に限局する消退しない発赤を伴う、損傷のない皮膚。暗色部位の明白な消退は起こらず、その色は周囲の皮膚と異なることがある。	スラフ（水分を含んだ軟らかい黄色調の壊死組織）を伴わない、赤色または薄赤色の創底をもつ、浅い開放潰瘍として現れる真皮の部分欠損。破れていないまたは開放した/破裂した血清で満たされた水疱として現れることがある。	全層組織欠損。皮下脂肪は確認できるが、骨、腱、筋肉は露出していないことがある。スラフが存在することがあるが、組織欠損の深度がわからなくなるほどではない。ポケットや瘻孔が存在することがある。	骨、腱、筋肉の露出を伴う全層組織の欠損。黄色または黒色壊死が創底に存在することがある。ポケットや瘻孔を伴うことが多い。		創底で、潰瘍の底面がスラフおよび/またはエスカー（黄褐色、茶色、または黒色の乾燥した硬い壊死組織）で覆われている全層組織欠損。

（出典）EPUAP/NPUAP. 褥瘡の予防＆治療　クイックリファレンスガイド. 宮地良樹ほか監訳.〈http://www.molnlycke.jp/news-media/wound-care/qrg2014/〉（2017-2-21）を引用改変

❷ 皮膚の乾燥

　加齢により皮膚の保水力が失われることから高齢者は皮膚の乾燥が起こりやすくなります。粉を吹いたようなうろこ状の皮膚となり、落屑(らくせつ)も激しくなります。掻痒感(そうようかん)を伴うことも多いため、乾燥から掻破(そうは)しての痂皮(かひ)化が見られ、さらに掻痒感が増強することもしばしばです。皮膚の保清方法やスキンケアについての情報を収集し、乾燥を増強させる因子がないかを確認する必要があります。

❸ あせも（汗疹(かんしん)）

　高齢は汗腺が減少しているため、あせも（汗疹）の発症は少なくなると思われがちですが、体温感覚が鈍くなり、夏でも厚着で過ごしたり、掛物の調整をしないことが多くあせもが生じることがあります。汗を多くかく部位に起こり、二面が接するところや、寝衣のゴム部分などに生じます。かゆみを伴う赤い小さな丘疹(きゅうしん)で、水疱となっていることもあります。汗をかいたらしっかりとふき取り、湿った状態を防ぎ、清潔に保つことで改善することが多いため、これらのケアを行っても改善しない場合は、ほかの原因による皮膚トラブルが考えられます。

❹ 疥癬(かいせん)

　ヒゼンダニが角質層に寄生して起こる感染症です。医師や看護師、介護士等が媒介となり、施設内やほかの高齢者への感染が起こることが増えています。

　形が揃っていない赤い丘疹や結節が見られます。ダニの通り道には疥癬(かいせん)トンネルと言われる筋状の赤い線のようなものが生じることがあります。掻痒感を強く訴えることが特徴です。伝播力(でんぱりょく)が強いため、疑われる場合は、医師に速やかに相談して対処してください。

❺ 帯状疱疹(ほうしん)

　身体の神経節に残った水痘のウイルスが免疫力の低下によって再燃することで起こります。皮膚にチクチクするような痛みが生じ、痛みを感じた場所に赤い丘疹ができ、小さな水疱となって神経分布に沿って帯状に広がります。神経に沿っているので身体の左右一方であることが特徴的です。発疹(ほっしん)の広がりに伴って痛みも強くなります。分布が特徴的ですので、疑わしい所見が見られた場合は速やかに医師に相談してください。

❻ かぶれ

　化学的刺激への接触により皮膚炎を生じた状態で、紅斑や丘疹から始まり、悪化するとびらんや潰瘍を生じます。高齢者では、おむつ使用時や下痢時などに陰部や臀部(でんぶ)で見

られることが多いです。真菌感染等を併発することもあるため、難治性の場合は速やかに報告する必要があります。

❼ 薬疹

　薬剤によるアレルギーから起こる皮膚障害で、高齢者に多い皮膚トラブルです。発疹の性状は多様性があり、蕁麻疹（じんましん）のように隆起し地図状に広がるもの、紅斑、紫斑、紅斑をともなう湿疹、水疱などがあります。全身に広がることもあれば、局所に起こることもあります。粘膜に水疱やびらんが広がるもの、高熱をともなうものなどは、重篤化し命に関わることもあり、早期の受診が必要です。新しい薬剤を使用してから1〜3週間ほどで症状が現れることが多いですが、長年使用しているものによって引き起こされることもあります。

　また、サプリメントを含むどのような薬剤でも起こり得ます。原因が推定できない皮膚トラブルで、皮膚のケアを行っても改善が見られないようなら、薬剤性を疑うことが必要と言えるでしょう。

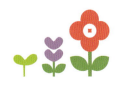

3. 意識レベルのアセスメント

> ▶ 普段の覚醒度合いをもとに、意識レベルを判断する。
> ▶ 意識レベルは大まかな判定から細かな判定へと進める。

意識レベルのアセスメント

　意識レベルとは、覚醒する能力のことを示します。意識レベルは覚醒から5段階に分類されています。

❶ 覚醒
　普通に話しかけると答えが返ってきて正確に反応する状態です。

❷ 嗜眠（しみん）
　うとうとした状態で問いかけに応じて答えますが、刺激をやめるとすぐに眠りに戻ってしまう状態です。

❸ 鈍麻
　ゆさぶっても反応が鈍く、周囲に対して注意を払っていないように見える状態です。または、混乱している状況も示します。

❹ 昏迷（こんめい）
　痛み刺激を加えればかろうじて覚醒する状態です。

❺ 昏睡（こんすい）
　痛み刺激を加えても目を開かず、刺激に対する反応のない状態です。

　これらの意識レベルを判定するためのツールとして日本では、Japan Coma Scale（ジャパン・コーマ・スケール：JCS）が使われることが多いです。判定方法を図5に示します。

　高齢者では、明確な疾患によるものでない意識レベルの低下で、普段から「嗜眠」の

状態である例が多く見られます。また、失語や認知症があって、見当識や、指示に従えるかどうかの判定が困難な場合もあります。意識レベルの判定は「覚醒の度合い」を知るために行っていることを意識し、まずは大まかに判定してから、細かく見ていきましょう。判断に迷う場合は、様子をありのまま記録・報告すれば良いでしょう。

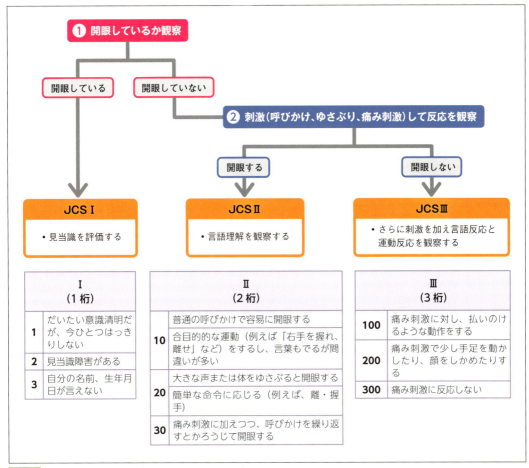

図5 意識レベルの判定（Japan Coma Scale）

4. 呼吸器系のアセスメント

> **Point**
> - SpO_2 により酸素化をアセスメントできる。だからこそ、正しく測定し、値の判断を慎重に行う。特に低いときは注意。
> - 呼吸の観察、胸郭の拡張は、呼吸運動だけでなく、肺の状態も推測できる。
> - 肺音の聴取は、異常の発見やその原因の推測に有効。ケアにも生かせるので、必ず聞き取れるように！
> - 背中側は呼吸面積が広い！ 背部のアセスメントが重要。

酸素化の異常についての観察・問診

以下の症状を患者さんや介護者に確かめます。

❶低酸素状態
- ❶頻脈、頻呼吸、血圧上昇
- ❷呼吸苦、労作時の呼吸苦の訴え
- ❸なんとなく元気がない、傾眠、昏睡状態、不安・焦燥感、急性混乱

❷高二酸化炭素状態（CO_2 ナルコーシス）
- ❶呼吸困難、呼吸の減弱
- ❷痙攣、意識消失、視野狭窄、頭痛、傾眠、発汗、振戦

チアノーゼと冷汗

動脈血の酸素化が足りないことで、動脈血の色が青黒くなり、これが皮膚や粘膜を通して観察されることをチアノーゼと言います。呼吸障害で酸素化ができないことで起こ

表5 中枢性チアノーゼと末梢性チアノーゼ

種類	好発部位	機序	障害の種類
中枢性チアノーゼ	・口唇・皮膚全体 ・粘膜・結膜 ・口蓋・舌	・全身の動脈血の酸素化が不十分であり、全ての動脈血中の還元ヘモグロビンが増加する	・心疾患 ・呼吸器疾患など
末梢性チアノーゼ	・指・爪・足・耳・鼻	・末梢の循環の停滞のため、末梢組織が酸素を必要としても与えられず、動脈血中の酸素飽和度が下がり、還元ヘモグロビンが上昇する	・末梢の血流障害

るチアノーゼは、中枢性チアノーゼであり、舌、口腔内、眼瞼など全身で観察できます（表5）。チアノーゼ出現時の動脈血酸素飽和度は67％くらいと言われており、かなり低いことがわかります。中枢性のチアノーゼを発見したら速やかな対応が必要となります。低酸素では、皮膚が冷たくなり、じっとりと汗をかく冷汗が見られることもあります。皮膚の色の視診とともに、触診をして確認します。

末梢性チアノーゼは局所の循環不全の際にその部分だけチアノーゼが起きることを言います。

パルスオキシメーターによる経皮的動脈血酸素飽和度（SpO_2）の測定

　パルスオキシメーターは、血液の色を測定することにより、酸素と結びついたヘモグロビンがどの程度存在するかを測定します。動脈の拍動（パルス）が保たれていることが測定の必須要件になります。循環障害のない、皮膚色の変化のない手の指、足の指にプローブをつけ、安定した値を読み取ります。SpO_2と動脈血酸素分圧（PaO_2）の対応は表のとおりです（表6）。酸素療法が必要なSpO_2の値は91％とされていますので、目安にすると良いでしょう。

表6 SpO_2とPaO_2の対応のめやす

SpO_2(%)	99	98	97	96	95	94	93	92	91	90	85	80	75	70
PaO_2(Torr)	160	110	92	81	75	70	66	63	60	58	50	45	40	37

呼吸の視診

　呼吸数は1分間計測することが原則です。平均的な呼吸数は12〜20回／分です。呼吸数は毎日のバイタルサインに含まれていないことが多いですが、最低限、基準となる値を計測・記録しておくことが必要です。臨床判断上重要な呼吸の異常を表に示しました（表7）。

❶ 頻呼吸

　身体活動に酸素化が間に合わない状態を示し、気管、気管支、肺または循環に問題があると考えられます。

❷ 徐呼吸

　呼吸中枢からの命令が弱くなっていると考えられます。副作用に呼吸抑制のある薬剤、モルヒネ製剤や抗不安薬、抗うつ薬などを使用している場合によく見られるので、使用量や種類が変更された場合には、確認が必要です。

　頭蓋内圧亢進やケトアシドーシスなどでは、特徴的な呼吸形態となります。通常意識レベルの低下とともに起こるため、意識レベルの低下が見られたら、呼吸形態に注意を払いましょう。

表7　呼吸の形態と代表的な状態

	名称	呼吸形態	代表的な状態
呼吸数が多いとき	浅速呼吸	呼吸数が増加し、浅い呼吸	肺炎、肺水腫、COPD
	過呼吸・過換気	呼吸数が増加し、深さも増す	運動時、不安、過換気症候群、代謝性アシドーシス、脳梗塞、低酸素症
呼吸数が少ないとき	小呼吸	呼吸数が減少し、浅い呼吸	死亡直前など
	徐呼吸（緩徐呼吸）	呼吸数が減少し、多くの場合は深さが増す	薬物による呼吸中枢の抑制、頭蓋内圧亢進
	クスマウル大呼吸	呼吸数が減少し、呼吸の深さが極端に増す	糖尿病や尿毒症によるアシドーシス
	無呼吸	10秒以上呼吸が停止している	睡眠時無呼吸症候群
リズム異常	チェーン・ストークス呼吸	無呼吸が一定期間あり、その後徐々に早く深い呼吸になり、その後、徐々に弱まりまた無呼吸になり、これを繰り返す	脳血管疾患、尿毒症、心不全、死の直前など
	ビオー呼吸	予測できない不規則で深さも一定でない呼吸	頭蓋内圧亢進

胸郭の拡張の視診・触診

　呼吸運動が十分に行えているかを確認する方法です。高齢者では、胸郭の可動域が狭まっており、呼吸運動がもともと弱いことが通常です。このため、調子が良いときの胸郭の運動を基準に判断をすることが必要になります。

　COPD（chronic obstructive pulmonary disease：慢性閉塞性肺疾患）では、呼吸運動がかなり制限されており、胸郭の動きはほとんど感じないくらいです。無気肺、肺炎、気胸、肺水腫でも胸郭の動きが小さくなります。

　アセスメント方法は、胸に手を触れ、その動きを目と手で確認します（図6）。前面の上部では上下に、下部では左右に広がり少し挙上するような感触です。背面は上部、下部ともに、左右に広がります。肺の下部では、3cmくらい横に広がると理想的ですが、

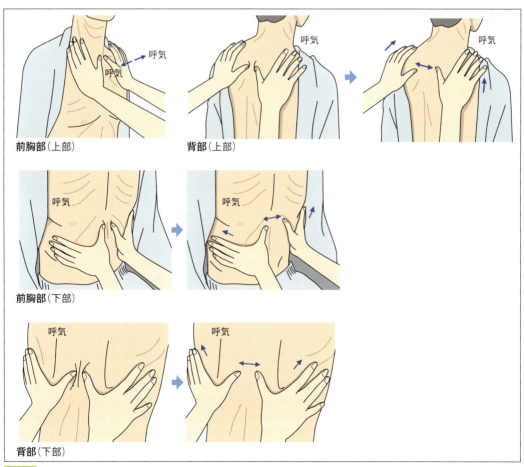

図6 胸郭の拡張

もともと胸郭の可動域が狭まっていることも多いため、参考値として考えてください。

肺音の聴取

❶ 基本的な聴取方法

図7のような順序で肺音を聴取します。左肺は上下葉の2葉、右肺は上中下葉の3葉に分かれており、これを網羅できる部位になっています。何らかの異常がある場合は、範囲を広げて確認します。

聴取しやすい前面だけを聴取している例を目にしますが、肺は、背面のほうが面積が広く、特に高齢者で問題になる誤嚥性肺炎は重力を受ける部位である背中側や下葉、肺底部に起こることが多く、また、胸水も重力がかかる部位に移動して貯留することから、背面の肺音聴取は非常に重要です。臥床している方では側臥位を取った際に、側臥位が難しい場合には、聴診器を背中とベッドの間に入れて聞き取ります（図8）。

❷ 肺音の種類

肺音には、通常の呼吸で聞かれる「呼吸音」と、正常では聞かれない異常音である「副雑音」があります（図9）。「肺雑音」という言葉は正式には使われませんので気をつけましょう。

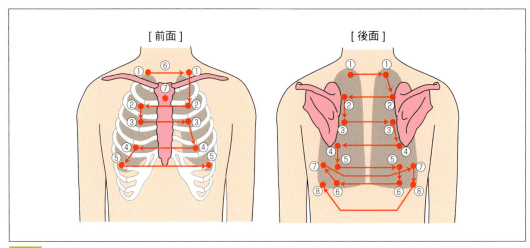

図7　肺音の基本聴取部位

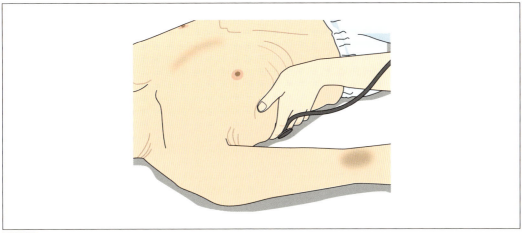

図8 仰臥位での背部の肺音聴取

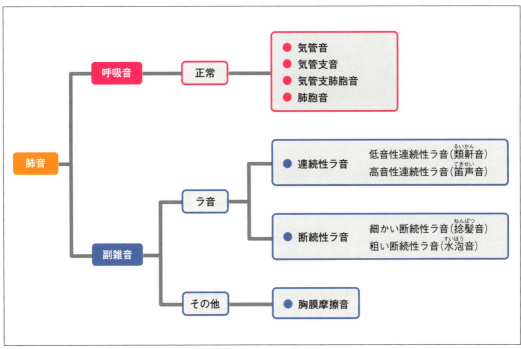

図9 肺音の種類

❸ 呼吸音

　呼吸音は、気管に近い方が大きく、末端の肺胞になるにしたがって小さくなります。このことから、聴取部位によって聞かれる音の性質は異なり、図10のように、肺胞音、気管支肺胞音、気管支音、気管音の4つに分類されています。これらの音の特徴を表8に示します。特に注意していただきたいのは、一番大きな面積を占める肺胞音は、非常に小さなソフトな音であることです。肺の組織が正常な場合は、柔らかく膨らむ肺胞にスムーズに空気が入ります。強くざらついた音になりえないことを覚えておいてほしいと思います。

　呼吸音の異常としては、「消失」「減弱」「増強」「肺胞音の気管支呼吸音化」があります（表9）。肺の内部で起こっていることをイメージしながら判断すると良いでしょう。

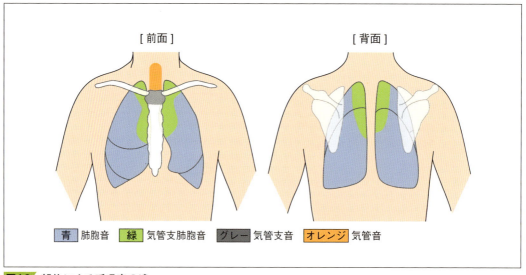

図10　部位による呼吸音の違い

表8　正常な呼吸音の性状

呼吸音の種類	持続期間	相対的強さ	相対的高さ	吸気と呼気の切れ目（ポーズ）	図の表現
肺胞音	吸気＞呼気	弱い	低い	明瞭ではない	吸気／＼呼気
気管支肺胞音	吸気＝呼気	中程度	中程度	明瞭ではない	／＼
気管支音	吸気＜呼気	強い	高い	あり	／＼
気管音	吸気＝呼気	とても強い	高い	あり	／＼

※棒の長さが持続期間、太さが音の強さ、傾きが音の高さを表現している。
（出典）上原佳子．"Ⅲ．フィジカルアセスメントの実際"．実践フィジカルアセスメント．第3版．小野田千枝子監．金原出版，2008，80．より改変

表9　呼吸音の異常

呼吸音の異常	音の性状	肺の状態	考えられること
消失	●呼吸音が聞かれない	●換気が行われていない ●肺の組織がない	肺でない場所の聴診、肺の切除、無気肺、呼吸停止
減弱	●呼吸音が小さい	●換気量が少ない ●音を遮るものがある	無気肺、気胸、胸水貯留、肺気腫、気道内腫瘍や異物による換気量低下、呼吸筋や肋骨の異常による呼吸運動の低下
増強	●呼吸音が大きい	●換気量が増している	過呼吸、運動時、肺炎や肺線維症による換気量の増大、片側の無気肺や気胸等による健側の代償性増強
気管支呼吸音化	●肺胞呼吸音が気管支呼吸音のように聞こえる	●肺への液体の貯留により音の伝わりが良くなりすぎている	肺炎・肺水腫、肺うっ血、肺出血

❹ 副雑音

　副雑音は、正常では聞かれない、呼吸音に交じって聞かれる音です。「ラ音[注❶]」と「その他」に分類されますが、ラ音の判断が重要ですので、4種類を聞き分けられるようになる必要があります（表10）。ラ音は、「連続性ラ音」と、ぶつぶつと途切れる「断続性ラ音」とに分類されます。それぞれ連続性ラ音は、高い音、低い音の2つに分かれ、断続性ラ音は粗い音、細かい音に分かれます。副雑音を聞き分けることにより、肺がどのような状態であるかをイメージすることができます。

　痰の貯留のことを考えてみましょう。肺胞に貯留している場合は、捻髪音が聞かれ、肺の末端部に貯留していることがわかります。当たり前ですが、この部位では吸引により取り除くことはできません。水泡音化したということは、太い気管支に痰が移動したことを示します。咽頭部や気管分岐部で聞かれている場合には、吸引が可能でしょう。アセスメントとケアを結び付けられれば、苦痛のない的確なケアを行うことができます。

表10　ラ音の種類

ラ音	呼称	音の聞こえ方	肺の状態
連続性ラ音	高音性連続性ラ音（笛声音） (wheeze：ウイーズ)	●「ピーピー」 ●「キューキュー」 ●聴診器を使わなくても「ヒューヒュー」という音が聞かれる場合もある	●細い気管支が狭窄している ●気管支喘息・細気管支の炎症
連続性ラ音	低音性連続性ラ音 (いびき音・類鼾音) (rhonchi：ロンカイ)	●「ゴーゴー」 ●「ブーブー」	●比較的太い気管支が狭窄している ●異物・腫瘍・気管支喘息
断続性ラ音	粗い断続性ラ音（水泡音） (coarse crackle：コースクラックル)	●「ブクブク」 ●「ゴロゴロ」 ●聴診器を使わなくても口元で音が聞かれる	●比較的太い気管支に痰や滲出液が溜まっている ●肺炎・肺水腫・痰の貯留
断続性ラ音	細かい断続性ラ音（捻髪音） (fine crackle：ファインクラックル)	●吸気の終わりに固まって聞かれる ●「パリパリ」 ●「メリメリ」	●肺胞内に滲出液が溜まっている ●肺炎・間質性肺炎・心不全初期

注1：「ラ音」は、肺の副雑音（pulmonary adventitious sounds）を臨床で呼びならわしている表現です。「肺の副雑音」と表記することが正確ではありますが、本著では、普及している言葉としてこの用語を用いました。

5. 循環器系（心臓・血管）のアセスメント

Point

- ▶ バイタルサイン、皮膚色や意識や元気さから、循環器系の異常を発見する。丁寧なバイタルサイン測定が必要。
- ▶ 脈拍から不整脈を発見するために、きちんと指で触診して確かめる。
- ▶ 心不全の徴候は全身に現れる。なるべく多くの情報を集約して報告を。
- ▶ 心音のアセスメントでは、異常に気づけるレベルを目指し、適切な報告を。
- ▶ 末梢循環の障害は、動脈系のものか、静脈系のものか意識して観察を。

循環に関わる問診

以下の症状がないか確認します。

１ 心機能低下による症状

　　動悸、脈が飛ぶ、脈が速くなる
　　めまい、ふらつき
　　意識レベルの低下・失神
　　活動時の息苦しさ、疲れ、活動が急にできなくなる、ADLの低下、元気がなくなる
　　体を挙上していないと息苦しい
　　尿量の減少、むくんできた、体重増加があった

２ 末梢循環の異常

　　足のしびれ、冷感、痛み、浮腫、重苦しさ、だるさ
　　歩行の際の症状（だるさや痛み）

脈拍測定

脈拍を計測することで、心臓の拍出量や不整脈の有無を確認することができます。

方法は、橈骨動脈（とうこつ）を押さえて、数と性状を計測します。不整がある場合や心臓疾患の既往がある場合は、1分間計測することが原則です。自動血圧計やパルスオキシメーターの脈拍で代用することは避けてください。脈のリズム異常を発見できませんし、徐脈に関しては特に測定値の精度が落ちます。橈骨動脈で脈波が触れるということは、同時に血圧が80mmHg程度に保たれていることがわかります。いつもと違う状態に気づくのは、看護師の経験に基づいた直観が有効です。ご自身が磨いた指の触覚で、いつもとの違いを発見してください。

脈拍の正常範囲は、60〜80回／分です。脈拍の異常（不整脈）について**表11**に示しました。

血圧測定

血圧を計測し、心拍出量、全身の血管の状態を確かめます。高齢者では通常加齢でも収縮期血圧が上昇し、高血圧を持病とされている方も相当数あります。また、降圧薬を服用されている方も多く、休薬等で急激に変動することもあるため注意が必要です。

心拍出量が減少すると、低血圧となる場合もあります。血管の反応性が鈍くなってい

表11 気をつけたい不整脈

不整脈	脈拍	考えられること
頻脈	100回／分以上	● 酸素の取り込みが低下し、脈拍数の上昇で末梢（まっしょう）に酸素を運ぼうとしている（発熱、呼吸機能低下、貧血等） ● 心臓の障害（心筋梗塞、狭心症） ● 薬剤の副作用（降圧薬、抗うつ薬等）
徐脈	50回／分以下	● 心臓の障害（心筋梗塞、狭心症、洞不全症候群や房室ブロックなどの刺激伝導系の障害等） ● 薬剤の副作用（降圧薬、抗うつ薬、狭心症治療薬等）
結滞※	脈が飛ぶ、抜ける	● 心室性期外収縮（PVC）
リズム異常	脈のリズムが一定ではない	● 心房性期外収縮 ● 心房細動（Af）

※結滞は脈の不整の一種。リズムは一定で、1拍だけ脈が飛ぶことを結滞と呼ぶことが通例である。

るため、立ちくらみやふらつき、失神が起こることもあり、転倒の危険にも直結しています。血圧の定期測定を行うとともに、脈拍に異常がある場合、元気がないと感じたときには確認する必要があります。

心不全のアセスメント

心不全とは、心臓の機能が低下した結果起こる、全身のさまざまな症状のことを言います。心臓の拍出力が低下し、心筋の変化や血液の貯留により心臓が大きくなる（心拡大）の状態になります。肺や腎臓への血流量が低下し、活動に耐えられない状態や、全身への水分の貯留を引き起こします。心臓疾患から生じることもありますし、長年の高血圧が原因となることもあります。高齢になったからといって心不全になるとは限りませんが、高齢者によく見られる状態です。

❶ **血圧の低下**

心臓のポンプ能力が低下するため低血圧となり、活動に必要な血流を保てないため、活動をした際も血圧が上がりにくくなります。

❷ **中心静脈圧の推測**

心臓の拍出力が低下すると、心臓に戻るはずの血液がうっ滞し、中心静脈圧が上昇します。中心静脈圧を反映するものに頸静脈があります。血液のうっ滞により頸静脈の圧が高まると頸静脈が怒張して見えたり、その高さが高くなったりします。頸静脈怒張のイメージを図にしました（図11）。

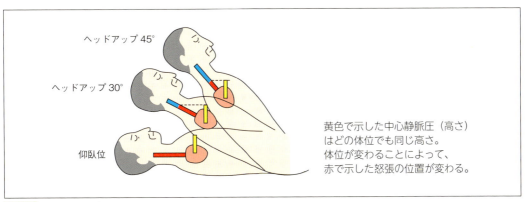

図11 体位と中心静脈圧

アセスメント方法は、仰臥位で右の頸部を視診し頸静脈を見つけます（図12a）。仰臥位では正常でも怒張しているため見つけやすくなっています。できれば右内頸静脈（胸鎖乳突筋の近く）の怒張か拍動を確認しますが、わからなければ外頸静脈でも推測は可能です。拍動は、動脈拍動であれば1峰性（心拍1拍で波が1つ）、静脈だと2峰、または3峰性になり、震えているように見えます。頸静脈が見つかったら頭部を45度にヘッドアップします。正常では、先ほど見えていた怒張が消えてしまいます。怒張が見られる場合は、その最高点（頭部に一番近い点）と胸骨体と胸骨柄のつなぎめである胸骨角との高さを計測します（図12b、図13）。3cm以上あれば中心静脈圧が上昇しているサインです。

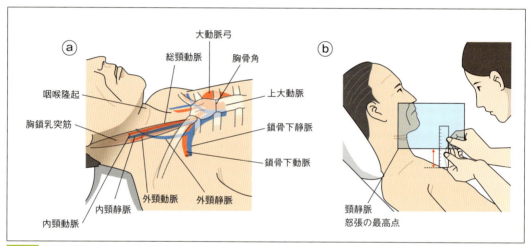

図12 頸静脈の位置と怒張の測定

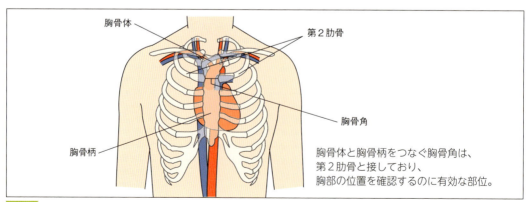

図13 胸骨角と肋骨

❸ 身体への水分貯留

主に浮腫、胸水、肺水腫、腹水として現れます。浮腫については69、70ページを参照してください。

胸水、肺水腫、腹水は打診により貯留の推定ができます。打診の方法は60ページを参照してください。打診音は、健康な肺野で聞かれる共鳴音、腸で聞かれる鼓音、実の詰まった臓器、腫瘍があるときや水分貯留時に聞かれる濁音に分けられます。健常時の胸腹部の打診音を図14に示しました。胸水がある場合は、重力がかかる部位に、座位であれば肺の下側に、仰臥位であれば後ろ側（背側）にたまります。図15aのように水平にたまるので、打診音が変化する位置も水平となります。腹水も同様です（図15b）。

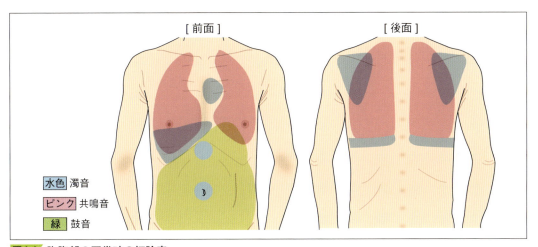

図14 胸腹部の正常時の打診音

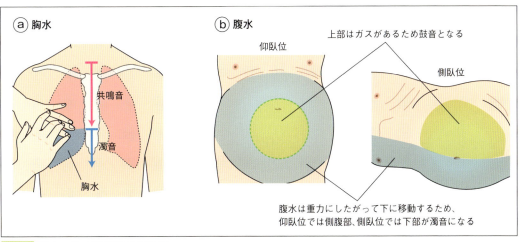

図15 腹水・胸水貯留時の打診音

❹ 心拡大のアセスメント

　心臓の大きさを推定するアセスメントです。心臓の端である心尖部は、左の第5肋間と鎖骨中線の交点よりやや右にあります。まずは正常時の位置をアセスメント、または、胸部X線写真の結果を参考にして記録しておきます。これよりも拡大している場合は、アセスメントを行い、原因の特定や医師への報告にいかしてください。

a. 最大拍動点（心尖部）の視診・触診

　胸郭を視診します。心尖部に拍動が視診できる場合があります。この拍動を最大拍動点と言います。この位置が、通常よりも体側がわに寄っていたり、下がっていると、心臓が大きくなっているサインです。心拡大では横に広がるだけでなく胸壁に近くなるため、拍動の振幅（波打つ高さ）が高くなり、その範囲も広くなります（図16）。

b. 打診・スクラッチ法

　心尖部を特定する方法として打診があります。また、聴診器を使うスクラッチ法は、皮膚をなでる音が、肺では吸収されて小さく響くのに対し、筋肉の塊である心臓では大きく響くことからその境界がわかるという方法です。聴診器を胸壁に置き、皮膚を指の腹で軽くなでながら徐々に近づけていきます。肺から心臓に移動した際に、「さらさら」という小さな音であったものが、「ザッ」と急激に大きくなります。基本的には左第5肋間の皮膚を体側から胸骨側に向けてこすり、この位置を確認します（図17）。その後腹側から頭側に向けてこすり、下の位置を確認し、その交点が心尖部となります。

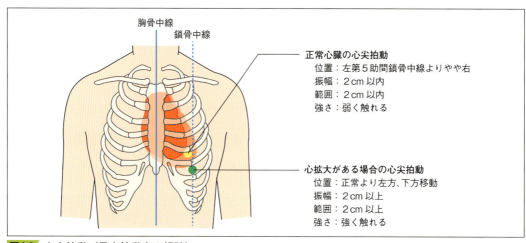

図16　心尖拍動（最大拍動点の視診）

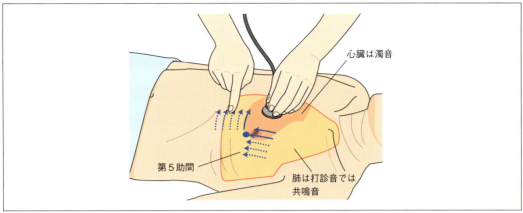

図17 心尖部の特定（打診・スクラッチ法）

心臓の血流の乱れの
アセスメント（心音聴取）

　正常な心臓では、一方向に血液が流れ、逆流することはありません。このため、正常な心音は、逆流を防ぐために弁が閉まるのと同時に聞かれるⅠ音（ドッ）、Ⅱ音（キン）です。しかし、弁の硬化や石灰化による異常、動脈硬化、心不全状態による乱流で、Ⅲ音、Ⅳ音、心雑音が聞かれることがあります（次ページ図18）。

　心基部（第2肋間胸骨左縁）と、心尖部（左第5肋間鎖骨中線上）で聴診をし、Ⅰ音・Ⅱ音以外の音が生じているときは何らかの異常が疑われます。明らかに「普通と違う」と気づけることが第1歩です。できればⅢ音やⅣ音、雑音の場合は収縮期（Ⅰ音とⅡ音の間）に聞かれるのか、拡張期（Ⅱ音とⅠ音の間）に聞かれるのかを聞き取り、医師に報告してください。心音にはさまざまな種類や性状の表現がありますが、看護師であればⅢ・Ⅳ音と心雑音が発見できれば十分だと思っています。高齢者の場合、弁の異常があっても経過を観察していることも多いため、通常時の心音をあらかじめ観察して記録しておきましょう。

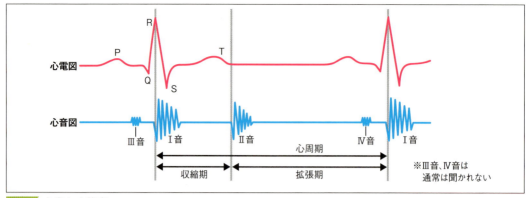

図18 心音と心雑音

末梢循環のアセスメント

　末梢循環の障害は血管変性の進む高齢者によく見られるもので、生命の危険とも直結しています。重力のかかる下肢に起こることが多いです。動脈系の異常では、動脈の閉塞や狭窄が考えられます。静脈系の異常では、深部静脈血栓症や慢性の静脈炎が考えられます。深部静脈血栓症では、血栓が太い血管に運ばれて、脳梗塞や肺梗塞など、生命の危険が高い状態に移行する場合があります。

　動脈系と静脈系で症状に特徴がありますので、意識してアセスメントしてください（表12）。

❶ 疼痛

　動脈の閉塞や狭窄では、組織に酸素が運ばれなくなりますので、痛みを生じます。慢性の閉塞では、運動時に凝りや痛みがあり、少し休むと痛みが改善して歩けるようにな

表12 末梢脈管の閉塞・狭窄による症状

	動脈系の閉塞や狭窄	静脈系の閉塞や狭窄
疼痛	運動とともに急激に起こり、跛行が見られる。休息によって軽減する	運動中または運動後数時間で現れる。休息によって軽快するが変則的
皮膚色	挙上すると蒼白になり、下垂すると暗赤色になる	赤みのある茶、下垂するとチアノーゼになる。静脈瘤が見られる
冷感	あり	なし
浮腫	軽度か見られない	足部や腹部に見られる
脈拍触知	欠損または減弱	正常

る「間欠性跛行」が見られます。症状が進むと安静時でも痛みを生じます。

静脈の閉塞や狭窄では、痛みというよりも、疲れやだるさを感じることが多いですが、深部静脈血栓症で太い血管が障害された場合は、痛みを生じることがあります。

❷ 皮膚色

下肢の皮膚を十分に露出し、前面・後面ともに見ます。異常があれば、20〜30秒ほど挙上して色の変化を見ます。さらに、下垂して同様に色の変化を見ます。

動脈系の異常の場合は、血液が運ばれなくなるため、皮膚の色が白くなります。特に足を挙上すると蒼白になり、下垂すると、どす黒いような暗い赤い色になります。

静脈系の異常の場合は、色の変化はさほどありません。慢性の静脈閉塞では、皮膚が赤茶色に変色し、下垂するとチアノーゼになります。また、皮膚から静脈瘤が視診できることもあります。

❸ 冷感

看護師の手背を皮膚に当て、冷たさを確かめます。左右差を見るために、左右同時に皮膚に触れ、末梢から中枢側へ徐々に移動させて観察します（図19）。

動脈系の異常では、血液が温度を運ぶ役割もしていることから、冷たく感じます。静脈系の異常では温度差は感じません。

❹ 浮腫

浮腫については69、70ページを参照してください。

動脈系の異常では浮腫はほとんど見られません。静脈系の異常では、静脈圧が増大することにより高度の浮腫が生じ、程度がひどくなるとパンパンに腫脹した状態になります。足の太さも変化しますので、まずは左右の太さを見比べ、その後圧痕の程度を調べてください。

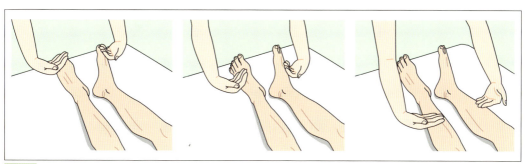

図19 冷感の触診

❺ 脈拍触知

　末梢から中枢側に、足背動脈、後脛骨動脈、膝窩動脈、大腿動脈の順で触れます。できれば左右差を見るために左右同時に触診します（図20）。

　動脈系の異常では、閉塞や狭窄が見られる側の脈拍が弱く、または触知できません。静脈系の異常では脈拍は保たれますが、浮腫に阻まれて触知しにくくなることもあります。

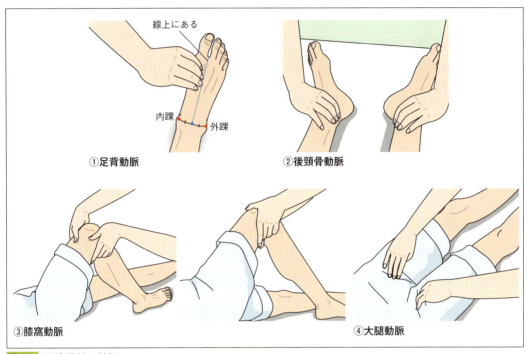

図20 下肢動脈の触知

6. 消化器系のアセスメント

> **Point**
> - 消化器系の問診では、特に食事、排泄の状態を確認する。
> - 症状の問診によって得られる情報が重要。丁寧な問診を。会話ができない場合は表情や動きをしっかり見て判断を。
> - 痛み、圧痛の部位は異常の原因を推定できる大切な情報。
> - 腸音のアセスメントで消化管の活動性を確認し、便の貯留のアセスメントをした上で排便ケアを判断する。

 ## 消化器系の状態に関する問診

以下の症状を患者さんや介護者に確かめます。

腹部の痛み、不快感
食欲、食事摂取量、食事時・食後の腹部症状
嘔気（おうき）、嘔吐（おうと）、げっぷ
便の回数や硬さ、量、排便困難感

 ## 腹痛・圧痛のアセスメント

　腹腔内臓器や腹膜の炎症、腸管イレウスや潰瘍は、疼痛（とうつう）の部位や性質、推移や食事や排泄との関連が大きな情報源です。なるべく細やかに情報収集し、アセスメントや報告にいかしてください。

　感覚神経のない腹部臓器では、臓器が存在する部位から少し離れた位置に痛みを感じることがあり、これを関連痛（異所性疼痛）と言います。特徴的な腹部の痛みについて図21（次ページ）に示しました。耐えられるようなら軽く触診をし、圧痛を確認します。

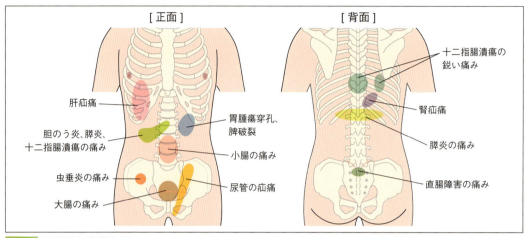

図21 特徴的な腹部の痛み

便の性状と回数

　便の性状と回数については、毎回同じ基準（図22）で判断し、記録して推移を観察する必要があります。

　排便の量や回数が異常と呼べる範囲でなくても、本人が不満を抱いている場合もあります。高齢者の精神状態の特徴から、その認識を変えることはかなり困難なので、食物繊維や腸内細菌を意識した食事、排便習慣を整えることで、なるべくすっきりできるようにケアを提供したいものです。このためには、食事の種類や量、排便のタイミング、トイレの環境についても十分に観察してください。

消化管の通過時間			
非常に遅い（約100時間）	1	コロコロ便	硬くてコロコロの兎糞状の便
	2	硬い便	ソーセージ状であるが硬い便
	3	やや硬い便	表面にひび割れのあるソーセージ状の便
	4	普通便	表面がなめらかで柔らかいソーセージ状、あるいは蛇のようなとぐろを巻く便
	5	やや軟らかい便	はっきりとした皺のある柔らかい半分固形の便
	6	泥状便	境界がほぐれて、ふにゃふにゃの不定形の小片便、泥状の便
非常に早い（約10時間）	7	水様便	水様で、固形物を含まない液体状の便

図22 ブリストル便形スケール

腸音のアセスメント

聴診をすることによって腸蠕動運動の状態を知ることができます。

まずは、右の下腹部に膜型の聴診器を置いて音を聞き取ります。腸蠕動の判断は**表13**の通りです。回数については、短い音を含めず蠕動を示す一塊の音があるかどうかで判断しますが、測定値の差が大きいので、まずは、蠕動音の有無を確認し、低い音で連続しているようなら正常と判断します。蠕動が確認できない場合は、腸の動きが低下していることを示します。

無音で全く動いていないときは、腸管の動きがないこと、麻痺性イレウスが考えられます。消化液が行き場所を失うので、激しい嘔吐を起こす可能性があります。腸がねじれてしまう絞扼性のイレウスやがんなどによる腸管の閉塞の場合は、蠕動運動が亢進して金属を叩いたような、高い響く音が聞かれます。無音のとき、金属音が聞かれるときには速やかな対応が必要です。

表13 腸蠕動音の判断

蠕動音の回数／分	音の性質	判断
4～12	低音	正常
1～3	低音	腸蠕動微弱
12回以上	高音	食後・腸蠕動亢進
	短い高音（金属音）	イレウスの疑い
5分以上無音		腸音消失

腹部の視診・触診

下痢でも便秘でも、ガスの貯留により腹部膨満が起こることがあります。この際は、打診をするとよく響く鼓音が聞かれます。

下痢の場合は腹部の蠕動が目で見える場合もあります。るい痩のある方では便の貯留が視診できることも多いです。

触診では左下腹部に便の貯留が触れることがあります。普通便の場合は、鉛筆ほどの太さで柔らかく触れます。貯留が大量になると太く触れ、便の硬さがわかることもあります。左下腹部を丁寧にわずかに深めに触診することがコツです（次ページ図23）。便

の触診ができるようなら、下行結腸まで便が下りてきています。

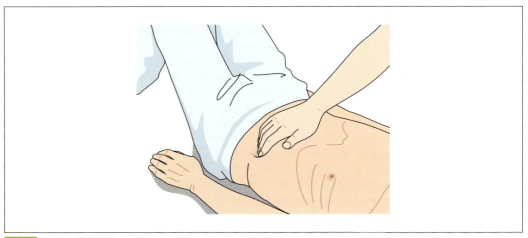

図23 便の貯留の確認

7. 腎泌尿器・尿のアセスメント

Point

- 排尿量は全身状態を反映するアセスメント項目。必ず確認を。
- 排尿が一定時間ない場合は、まずは尿閉を疑って尿貯留のアセスメントを。貯留がなければ、尿生成の異常（乏尿）を疑う。
- 突然の尿失禁は、意識レベルの低下によっても起こる。全身の状態と併せて判断を。
- 尿路感染では、上行性の炎症の広がりを叩打診（こうだ）でチェック。

尿量・性状の観察

尿の量や性状の異常を表14にまとめました。尿量は、循環や腎臓の状態、脱水の状態を示すアセスメント項目です。高齢者の平均尿量は1,000～1,200mL／日、回数は8～10回／日、1回排泄量は100～150mLとされています。膀胱の貯留機能低下に

表14 尿量と尿の性状の異常

量・性状の異常	内容と原因
無尿	●100mL／日以下（腎機能障害、尿路閉塞など）
乏尿	●400mL／日以下（腎機能障害、脱水、心不全など）
多尿	●2,500mL／日以上（腎不全初期、糖尿病など）
無色透明	●尿量増加や腎不全による希釈尿
黄褐色	●脱水などによる濃縮尿 ●ビリルビン尿
赤～赤褐色	●尿路結石・尿路感染症などによる血尿 ●溶血による血尿
混濁・浮遊物	●尿路感染による混濁
におい	●悪臭・腐敗臭（尿路感染症）・甘酸っぱいアセトン臭（重症糖尿病）

加えて排尿の失敗への恐れから、排泄回数が増加し、1回排尿量が減少する傾向にあります。また、ホルモン分泌の日内変動の影響と、心機能低下の影響で夜間の尿生成が増加し、夜間の排尿回数が増加します。不眠や転倒の原因ともなるため、利尿作用のある飲食物の摂取や、座位中心の生活パターンなどの日常生活をアセスメントし、これにいかします。

尿量が低下している場合は、①循環・腎機能の著しい低下、②脱水、③尿閉、④膀胱内留置カテーテルの閉塞、などさまざまな原因が考えられます。水分摂取量をチェックし、循環や脱水のアセスメント（p.68、p.89参照）を併せて判断しましょう。問題があるようなら乏尿の可能性が高まります。膀胱の尿貯留のアセスメント（p.105参照）で異常が見られれば、尿閉と判断できます。おむつを使用している場合には、回数チェックはもちろんのこと、必要な場合には重さを計測して尿量を推定します。

尿の性状では、色や臭いにより、感染の徴候を確認します。また、ビリルビン尿やアセトン臭など、全身の状態を反映することもありますので、注意し、疑われるようなら、全身状態のアセスメントを組み合わせます。

排尿障害のアセスメント

排尿障害については表15の通りです。加齢により、男性では前立腺肥大、女性では骨盤底筋群の筋力低下が起こることが多く、何らかの排尿障害を持っていることが一般的です。排尿障害は、人間としての誇りを容易に失わせてしまいます。心理的状態や社会活動に影響が及んでいないかを確認します。また、感染による発熱や、認知症の悪化、低酸素や脱水、脳血管障害などで意識レベルが低下した際に、尿失禁が現れて異常に気づく場合も少なくありません。急に尿失禁が起きた場合は、バイタルサインをはじめ、これらのアセスメントを組み合わせて原因を探ってください。

表15 排尿障害

排尿障害	内容	原因
排尿困難	尿が出にくい 残尿がある	●前立腺肥大症やがんによる閉塞など、尿路の物理的狭窄による
尿閉	尿が出ない	●前立腺肥大症や結石、がんによる閉塞など、尿路の物理的閉塞 ●排尿に関わる神経の障害で排尿反射が起きない
尿失禁	尿が漏れる	●腹圧性尿失禁（加齢や出産等で骨盤底筋群が弱まることにより腹圧がかかると尿が漏れる） ●切迫性尿失禁（我慢できずに漏れてしまう、中枢性の障害や、原因が特定できない場合もある） ●溢流性尿失禁（排尿障害があり、まとまって排出できない尿が漏れ出る） ●機能性尿失禁（運動機能の低下や認知症で、トイレに行って排尿する行動がうまくいかない）
頻尿	尿回数が多い （8回／日以上）	●膀胱の炎症・過敏 ●尿失禁への恐怖などによる心因性 ●残尿のため何度もトイレに行く
排尿時痛	排尿時に痛みがある	●膀胱や尿路の炎症

膀胱内の尿貯留のアセスメント

　膀胱は、正常であれば充満しても恥骨結合内部にとどまり、腹壁からこれを視診、触診することはできません。尿閉などで貯留量が多くなった場合は、下腹部が膨満し、硬く触れ、打診すると濁音が聞かれます（図24）。膀胱が特定できる状態であるということは、相当量の尿貯留が考えられますので、尿閉と判断し、排尿を促すケアが必要になります。

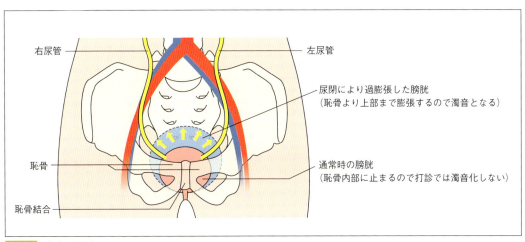

図24　膀胱の打診

腎臓の叩打診

腎臓の叩打診とは、腎臓に炎症がないかを確認するアセスメントです。尿路感染が疑われて、高熱がある場合などには、速やかに確認すべきです。

背部の肋骨の下縁くらいに手を置き、その手の上を叩きます（図25）。両側行います。叩かれて響くような痛みがあれば炎症のサインです。

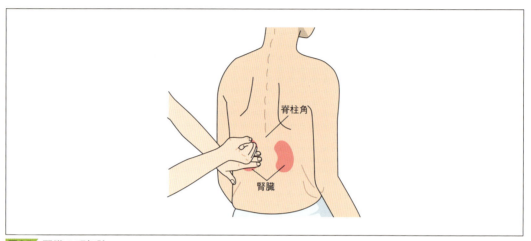

図25 腎臓の叩打診

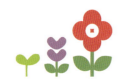

8. 造血器・免疫系のアセスメント

Point

- 貧血は、活動性を低下させる原因となる。その原因をアセスメントし、造血機能の低下によるものか、出血が原因かを見極める。
- 高齢者の感染は命取り。症状が出にくいため、総合的なアセスメントを行う。
- 発熱時は、感染による発熱かうつ熱かの鑑別を行い、発熱時には速やかな対応を。

貧血

　酸素を運ぶ能力が低下するため、疲れやすくなり、活動時の息切れが生じます。これらの症状を確かめます。

　顔面や爪も青白く見えますが、下眼瞼(がんけん)結膜の色を確かめると確実です（図26）。貧血のときには赤みが少なく白っぽく見えます。爪の栄養障害から、先が反り返った匙状爪(さじじょう)（スプーン状ネイル）を生じます（図27）。長期間の貧血や低栄養で起こります。

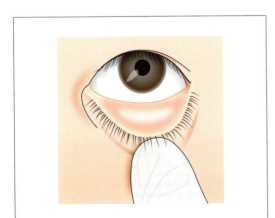

図26 下眼瞼結膜の蒼白化

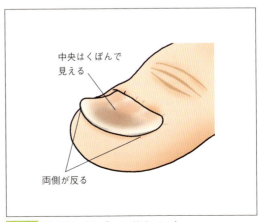

図27 匙状爪（スプーン状ネイル）

貧血の原因は、造血機能の低下によるもの、出血によるものが考えられます。高齢者は出血しやすい傾向にあるため、がんや潰瘍など出血が起こりやすい疾患を持っている方では特に注意が必要です。尿や便、痰などの排泄物、腹腔への出血による腹部膨満などを確認しましょう。

感染

免疫力が低下することによって、感染を起こしやすくなります。感染が起こると、免疫反応として、発熱や分泌物の増加、疼痛（とうつう）、腫れなどを生じますが、高齢者では上手く症状を表現できず、食欲不振やせん妄状態、急激なADLの低下から感染を発見することもあります。元気がない、食べられなくなった、急に失禁した、などの異常が見られたら、感染を疑ってさまざまなアセスメントで感染徴候を確認します。

❶ 体温測定

正しい方法で体温測定を行い、うつ熱との鑑別を行い（p.67参照）、平熱との差を見て判断します。感染時の発熱は、間脳視床下部の体温調節中枢の体温のセットポイントが上がる（脳が体温を〇℃に上げろと命令する）ことで高体温となります。悪寒や血管の収縮が見られて体温が上がります。発汗が起こって解熱する場合では、発熱と考えてよいでしょう。高体温がずっと続くパターン（稽留熱（けいりゅう））、日内変動が1℃以上あるパターン（弛張熱（しちょう）・間歇熱（かんけつ））がありますので、高体温の場合は日に何回かは熱を計測してください。解熱薬の服用で体温が下がることが多いですが、原因となっている感染が良くなっていることを反映しているわけではありません。薬効が切れるとともに発熱する場合には、感染状態を脱していないと判断してください。

❷ 感染を起こしやすい部位・臓器の視診

感染を起こしやすい部位としては、口腔・咽頭、気管と肺、胃腸、尿路が考えられます。また、カテーテルなど医療機器の挿入は感染のリスクを格段に上げます。局所の感染では、疼痛（とうつう）、発赤、腫脹（しゅちょう）、熱感が4主徴です。可能であれば、見て、触れて、動かして確認します。分泌物、滲出液（しんしゅつ）も増えますので、痰や膿性の分泌物、胃腸の感染であれば、下痢の症状を確認してください。

9. 運動器系のアセスメント

> **Point**
> ▶ 全体的な動きの状態を見てから細部のアセスメントに進む。
> ▶ 運動に障害のあるときは、関節、骨、筋肉、これらを動かす神経、平衡機能や小脳での運動の調整、動くための酸素とエネルギーを供給する循環や呼吸の機能など、多くの要因が関係することを念頭に置き、広く原因を探索する。

 ## 筋骨格系・動きについての問診

筋肉や骨・関節の状態について、以下の内容を問診します。

筋肉や関節の痛み、しびれ、脱力感、腫れ、熱感
筋力の低下の自覚、運動の困難、ADL の低下
歩行・立位時のふらつきやめまい

 ## 立位保持の確認

　足を閉じて立っていられるかを、開眼時と閉眼時とで確認します。20秒以上姿勢を維持できれば正常です。この際、看護師はふらついても支えられるようにします。
　小脳障害では、そもそも足を閉じて立位を取ること自体が困難で、ふらついてしまい、立位保持は困難です。深部感覚（体幹がどのような位置にあるかがわかる感覚）の障害では、開眼時は姿勢を保てても、閉眼時には体幹の位置がわからなくなるので、大きくふらついてしまいます。これをロンベルグ試験（次ページ図28）陽性と言います。

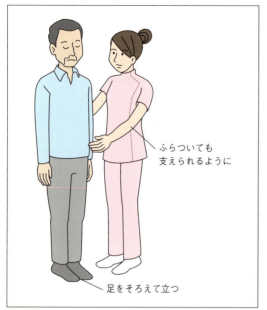
図28 ロンベルグ試験

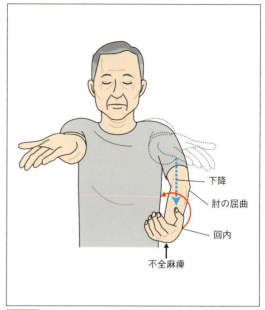
図29 バレー徴候

歩行状態の観察

歩行できる方であれば、バランス良く歩行が可能かを見ます。特徴的な歩行の形態を表16に示しました。

バレー徴候の確認

バレー徴候の確認は、片麻痺が疑われる場合にまず行うテストで、特に不全麻痺の状態がよくわかります。両手の掌を上に向けて伸ばしてもらい、両目を閉じてもらいます。そのまま保持するように伝えて観察します（図29）。下降し、前腕が回内し、肘関節が屈曲する場合は、そちら側の不全麻痺が疑われます。

主な関節可動域と徒手筋力テスト

関節可動域（range of motion：ROM）の観察は、まず自力で動かしてもらい、範囲が狭いようなら、看護師が手を添えて動かしてみます。自力では動かせないのに他動で

表16 歩き方の異常

歩行の種類		特徴
痙性片麻痺歩行（ぶん回し歩行）	膝と足先が外を向く	●片麻痺 ●麻痺側の関節は十分に動かず、下肢が伸展する。つま先は垂れていることが多い
痙性対麻痺歩行（はさみ歩行）		●両下肢の麻痺 ●足尖で歩行し、両膝をするように歩く ●前に出ている足の方へ少し傾く ●少し内股、つま先から足をつける
パーキンソン（Parkinson）歩行（小刻み歩行）	手の震え　ススス…と足をすって動く	●パーキンソン ●前かがみ、小刻み、手をあまり振らない ●すくみ足 ●動きはゆっくりだが、加速がつくと早くなってコントロールがきかない
失調歩行	酩酊様歩行	●小脳の障害 ●両足を開き（開脚性歩行）、酔っぱらったように全身を動揺させる ●足がつく方に大きく体が傾く
失調歩行	踵打歩行	●位置覚の障害 ●足もとを見て歩く（逆に見ていないと倒れてしまう） ●確認するように踵から歩く
失調歩行	鶏歩行　ストンと下ろす	●腓骨神経麻痺 ●垂れ足になっているので膝を高く上げ、つま先から投げ出すように歩く

動くということは、筋力の低下の可能性があり、どちらも同じくらい動かせないのであれば、関節の変形などでの可動域制限が考えられます。

　筋力の強さは、ゼロから5の6段階で判定します。段階4と5を確認するために、少し力を加えて筋力のテストをします。これを徒手筋力テスト（manual muscle testing：MMT）と言います（次ページ表17）。簡易的な方法を図30（次ページ）に挙げました。患者さんの力の向きと反対側に力を入れますが、検査したい筋肉以外を使わないように、筋肉に力が入っていることを確かめられるように手を置き、力を加えていきます。

表17 筋力の評価（MMT）

筋力	評価基準
5（normal）	強い抵抗を加えても関節運動可能
4（good）	重力および中等度の抵抗を加えても関節運動可能
3（fair）	重力に逆らって関節運動が可能であるが、それ以上の抵抗を加えれば運動が不能
2（poor）	重力の影響を除去すれば関節運動が可能
1（trace）	筋収縮は見られるが、それによる関節運動は見られない
0（zero）	筋収縮が全く見られない

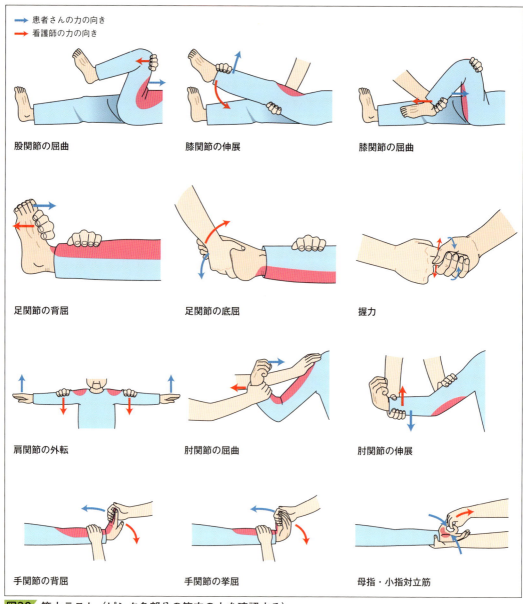

図30 筋力テスト（ピンク色部分の筋肉の力を確認する）

10. 感覚器系のアセスメント

> ▶ 見えなくなる、聞こえなくなることは、高齢者のQOLを著しく低下させる。加齢によるものか、ほかに原因がないかを見極める。
> ▶ 感覚器の障害は、転倒・転落や熱傷や外傷などの事故のリスクに結びつく。慎重にアセスメントし、リスクを低減させるケアを考える。

問診

見え方や聞こえ方などについて、以下の内容を問診します。

- 見え方、聞こえ方、臭覚、感覚が鈍くなったなどの自覚
- 急に物事に感心がなくなった、新聞を読まなくなった、話を聞かなくなったなどの生活の変化
- しびれや冷感などの随伴症状がないか

目のアセスメント

❶ 視力

　視力低下は、遠距離・近距離ともに現れます。近距離は新聞など細かい文字を読んでもらい見え方を確認します。眼鏡などを使用しなければ不自由であることがほとんどですので、眼鏡の活用状況や目に合っているかを確認します。ほとんどの患者さんが程度の差はあれ、水晶体の透明性が低くなり白内障となっています。ものを見るのにより強い光を必要とし、白っぽいものや黄色っぽいものは見えにくくなり、太陽光やヘッドライトをまぶしく感じます。瞳孔を視診しても、真っ黒ではなく、濁ったようなグレーのような色となっています。日常生活の不便だけでなく、事故の危険も増大します。

❷ 視野

　見え方としては、視野狭窄になります。成人では横に200度ほど見えていますが、これが2割程度狭くなります。失明の大きな原因である緑内障でも、眼圧が高くなって視神経が障害され、視野障害が生じます。脳や視神経の障害によっても起こり得ます。見えにくいという訴えがあったら、片目を覆ってもらい、片目ずつ、瞳を動かさないようにしてどのあたりが見えにくいのか、指を使って見える範囲を確かめます（図31）。

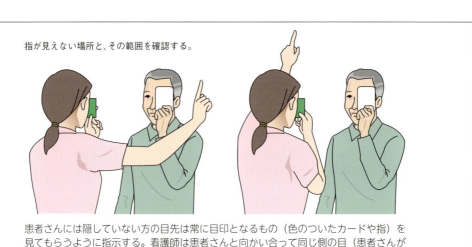

図31　視野のテスト

耳のアセスメント

　神経の衰えによる老年性の難聴は、多くの高齢者が抱える問題です。これ以外にもケアが行きとどかないことで、外耳道への耳垢の詰まりや、鼻汁の垂れ込みによる中耳炎が生じる場合があるので、これらも含めてアセスメントするとケアの充実につながります。

❶ 難聴のアセスメント

　難聴のスクリーニングとしては、耳の後ろ60cmほど離れた場所から、何かの言葉を囁き（声として発声しないこと）、聞き取った言葉を繰り返しもらいます（図32）。聞き取ることができなければ難聴と判断できます。

　高齢者の難聴の主な原因は、加齢による神経の衰えによるもので、現在の医療では治療が困難です。ただし、外耳道に耳垢がたまっていることによるの難聴も見られ

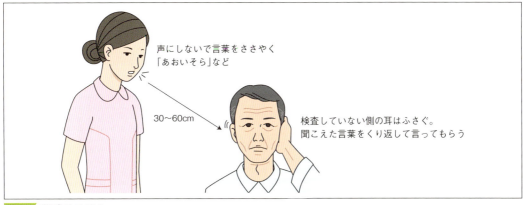

図32 難聴のテスト

ます。自分で耳かきができない患者さんでは、定期的に外耳道の視診をしてケアをする必要があります。また、人工呼吸器を使用している患者さんや、吸引が必要な患者さんの場合、鼻汁の垂れ込みにより中耳炎を発症することがあり、これが難聴につながる例が多いとされています。検耳鏡を用いれば観察可能なのですが、ない場合はペンライトなどで外耳道に光を当てながら視診し、耳垂れが見られないかなどを確認してください。

表在知覚のアセスメント

　神経の伝達経路の違う、触覚（柔らかいものでさらりと触った感覚：ティッシュや綿球など）と痛覚（チクチクした痛みの感覚：つまようじやクリップの先など）の両方について確かめます。

　末梢から中枢に向かって刺激を与えていき、感覚を感じたら「はい」と答えてもらいます。刺激は左右を交互に行い、左右で感じ方に違いがないかを確認します（次ページ図33）。両側性の感覚障害か、片側なのかを把握し、感覚が鈍い場合は刺激を与える部位を細かく変え、知覚障害のある範囲を確認します。

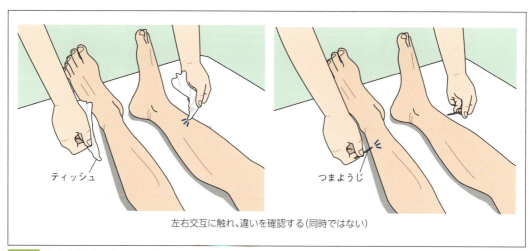

ティッシュ　　　　つまようじ

左右交互に触れ、違いを確認する（同時ではない）

図33 表在知覚のアセスメント

11. 顎口腔系のアセスメント

Point

- 食事の量やかかる時間、食欲などを観察し、嚥下困難などの異変に気づく。
- 口唇、口内、舌、のどのすべてについてアセスメントする。
- 低栄養や脱水になっていないか、誤嚥を起こしていないか、肺や栄養状態のアセスメントと組み合わせて判断する。

 ## 口腔・咀嚼嚥下状態についての問診

口腔内の様子や、咀嚼・嚥下時の状態について、以下の内容を問診します。

- むせ、食欲低下、食事の拒否、食事時間が長くなる、食後にぐったりしている
- 繰り返しの発熱や呼吸困難（誤嚥性肺炎の徴候）
- 食物の口内へのためこみ
- 歯や口腔内の痛み、違和感
- 味覚の鈍麻や異常な味覚

 ## 口腔の視診

❶ 顔面神経麻痺の徴候のアセスメント

　顔面神経（顔の筋肉を動かす神経）の状態を見ます（次ページ図34）。特に、口を閉じた状態で、左右の口角どちらかが下がっていないか、口唇をしっかり閉じることができるかを確認してください。この際、口唇を閉じないと正しく発声できない「パ」の音を発音してもらい確認する、または、ほほを膨らましてもらって息漏れがないかを確認します。これらの徴候がある場合、顔面神経の麻痺が考えられます。

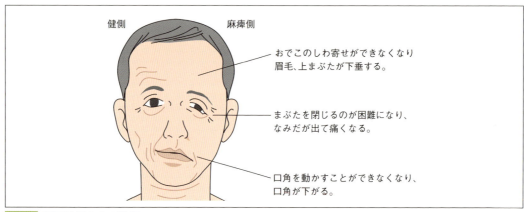
図34 顔面神経麻痺の徴候

❷ 口腔の視診

歯の数を数え、ぐらつきがないかを確認します。高齢者は歯の数が減っていることが多いため、普段の歯の数を確認しておくことが重要です。

口腔内の粘膜を視診します。口内炎は白い斑や潰瘍を生じますので、確認をします。また、入れ歯が合わなくなっている場合にも潰瘍や炎症が見られます。いずれも疼痛を伴うため、咀嚼の妨げになります。

舌の表面を視診します。舌苔があったり、凹凸がなくてつるりとしていると、味覚を感じにくくなり、食欲不振につながります。また、味を感じるか、鈍くなっていないか、変な味に感じたりしないかも同時に確認してください。機能低下による味覚の低下に加え、薬剤の影響を受けることもあります。

軟口蓋、硬口蓋、扁桃、咽頭部の粘膜が正常な状態なのか、炎症を生じて赤くなっていないかを確認します。

❸ 舌下神経麻痺の徴候のアセスメント

舌の動きが悪くなると、食塊を奥に運ぶことができませんので、舌の動きを確認します。舌を前にいっぱいに出してもらい、偏位がないか、上下左右に動かしてもらい、スムーズに動くかを確認します。舌の動きは舌下神経がつかさどっています。麻痺がある場合は、麻痺側に偏位し、動きも鈍くなります（図35）。

❹ 嚥下のアセスメント

「あー」と声を出してもらい、口蓋垂の偏位がないか確認します。舌咽・迷走神経の麻痺がある場合、健側に偏位します（図36）。頸部を視診します。のどぼとけ（喉頭隆

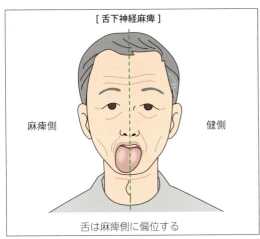

図35 舌の偏位

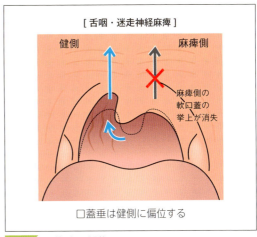

図36 口蓋垂の偏位

起）の高さに左右差がないかを確認します。麻痺がある場合は、麻痺側が下がって見えます。次に唾液を飲み込んでもらいます。嚥下によって喉頭隆起部分が挙上し、その後下降します。速やかな運動か、左右差がないかを見ます（図37）。麻痺がある場合は、その側が少し遅れて運動するので、うねるような動きが見られます。

嚥下の評価テストには、空嚥下を30秒以内に3回以上できるかを確認する反復唾液嚥下テスト（repetitive saliva swallowing test：RSST）や、水を飲みこませてむせや呼吸の状態を確認する水飲みテスト（modified water swallow test：MWST）などがあります。むせがひどい場合や、むせることができないで誤嚥を起こしてしまっているのではないかと疑われる場合は、言語聴覚士や歯科医師、医師と連携をとってアセスメントしたほうが安全です。

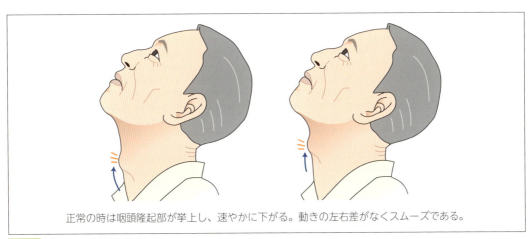

正常の時は咽頭隆起部が挙上し、速やかに下がる。動きの左右差がなくスムーズである。

図37 嚥下時の咽頭隆起の視診

12. 精神状態・知的機能のアセスメント

> Point
> ▶ 見当識と記銘で認知レベルの低下のスクリーニングをする。
> ▶ 意識レベルの低下による一過性のものではないかを確認するために、バイタルサインをはじめ全身の状態を見て判断する。

認知機能のアセスメント

　認知機能とは、時、人、場所がわかる「見当識」と、記憶、計算、注意、判断や感情など、人が人として社会的生活を送ること全般に関わる知的機能を言います。つじつまの合わないことを言い始めた、忘れっぽくなった、急に怒りっぽくなった、など認知レベルの低下に気づくきっかけはさまざまです。何かおかしいと思ったら、生活の中で、自然な会話の流れで以下のことを尋ねます。

❶見当識：「今日は何日？　何曜日？」「ここはどこ？」「この方はどなた（家族などを紹介してもらう）」
❷記銘力：事前に何かを覚えておいてもらい「今覚えてもらったもの、何でしたか？」

　認知症の診察では、これに加え、長期記憶「通っていた小学校はどこですか？」、短期記憶（即時記憶）「これから言う数字を逆から言ってみて下さい」、計算「100引く7はいくつ？　そこから7を引き続けて下さい」、図形描画「時計を書いてください」、常識「今の総理大臣は誰ですか」などを尋ね、確定診断をつけていきます。
　看護師は、認知レベル低下の影響が日常生活にどの程度及んでいるのかをアセスメントすることが重要です。認知症となっても、感情の領域は最後まで保たれるとされています。高齢者のプライドを傷つけないような質問や発言を心がけてください。

【参考文献】
1）日本褥瘡学会学術教育委員会ガイドライン改訂委員会．褥瘡予防・管理ガイドライン．第3版〈http://www.jspu.org/jpn/info/pdf/guideline3.pdf〉（2017-2-21）．

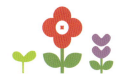

3章

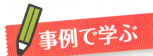

よくある症状・訴えから
異常を見抜く
フィジカルアセスメント

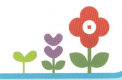

1 急に暑くなった日、しきりに眠いと言っている

事例

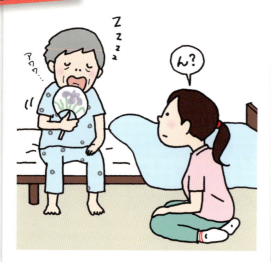

87歳女性。一人暮らしで在宅療養中です。急に暑くなった6月のある日、訪問するとウトウトして、しきりに眠いと言っています。

あなたはどう考えますか？

ここに注目！

- 急に暑くなったので熱中症となり、脱水状態になってしまったのでは？
- 「ウトウト」は意識レベルの低下ではないか？

　熱中症とは、高温多湿環境に適応することができず脱水を起こし、それが原因でさまざまな症状が出る状態です。高齢者ではもともと体液量が減少していることから脱水になりやすく、発汗機能も低下しているので、体熱を効率的に逃がすことができません。感覚や認知レベルの低下が加わると、「暑い」と感じにくくなり、厚着したり、冷房や窓を開けることを嫌がったりすることも多く、さらにリスクが高くなります。

　意識の混濁や傾眠が現れるということは脱水が重症であることを示し、緊急度が高いということです。まずはバイタルサインを確認し、その後詳細なアセスメントへ進めていきましょう。また、生活面についてもアセスメントし、再発防止のケアに結び付けましょう。

必要なアセスメント ▶ 脱水

❶主観的情報の収集（本人・家族に確認すべきこと）

- 脱水に伴う症状（多量の発汗、暑いのに汗をかかない、頭痛、筋肉痛、多弁、無口、傾眠傾向、元気がない、部分的な痙攣、等）
- 室内環境（室温と湿度、冷房や扇風機の使用状況、就寝時の掛物、厚着ではなかったか、等）
- 脱水を増長する因子（食欲低下、アルコールやカフェインの摂取、利尿薬、入浴、下痢や嘔吐、発熱などの水分を失う症状、等）
- 飲水量と種類・食事摂取量（水分摂取量、水やお茶だけでなく、ナトリウム等の電解質が摂取できているか）

❷客観的情報の収集

体温測定 ▶ P67

腋窩体温で38℃以上ある場合は、熱中症を疑います。熱の放散を促すために、部屋を涼しくして薄着にしてからアセスメントを進めましょう。

意識レベル ▶ P78

JCSを用いて判定しますが、多弁や無口、元気がない、などのスケールに現れない変化にも注意しましょう。意識レベルの低下が著しい場合は、早めに医療につなぎます。

脈拍・血圧測定 ▶ P90

脱水が高度の場合は、血圧が低下し頻脈となります。このような場合も、早めに医療につなぎましょう。

排尿量・性状・排尿行動に関する問診・観察 ▶ P103

熱中症（脱水）の場合、排尿量が少なくなりますので、排尿回数が減少していないか確認してください。尿比重が上昇して尿の色は濃くなります。排尿回数の把握が難しい場合は、尿の色を参考にしてください。身体の老廃物を排泄するために必要な最低尿量は400～500mL／日と言われています。尿量（回数）が極端に低下し、これ以外のバイタルサインにも異常が及んでいるようなら、早い対処が必要です。

水分出納の確認

水分摂取量と食事量を把握し、おおまかな水分出納を計算します（次ページ図1）。

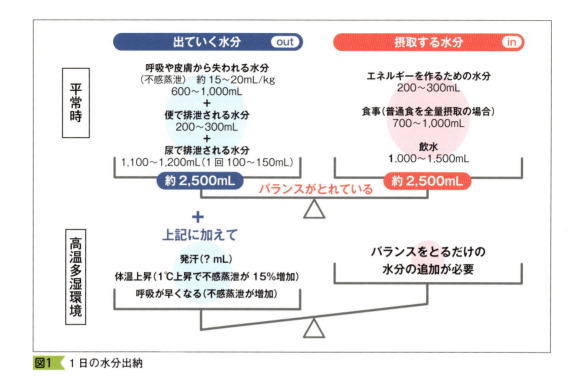

図1　1日の水分出納

不足している水分量がわかるため、摂取すべき水分量の目標値が算出できます。

皮膚や口唇の乾燥、皮膚緊張度（ツルゴール）、毛細血管再充満時間　▶P68

　熱中症で起きる脱水は、水分とともにナトリウムなどの電解質も喪失して起こる「混合性脱水」であることが多いです。混合性脱水の場合は、皮膚や口唇の乾燥は軽度で、口渇を訴えることも少ないため注意が必要です。

　ツルゴールは普段の状態と比較して判断してください。毛細血管再充満時間の延長が見られたら、脱水の重症度が高いことを示しますので早めに医師に報告しましょう。

報告のポイント

- 熱中症、脱水の疑いがあること
- 水分出納（尿量・水分摂取量）、意識レベルを含めたバイタルサイン、随伴症状
- 客観的データである、毛細血管再充満時間、ツルゴール
- 今後、水分摂取が可能な状態か（水分摂取により回復が可能かどうか）

「集中できる目」と「広く見る目」のどちらも必要

　「広く見る目」の重要性を感じた事例について紹介します。脳動脈瘤の破裂後で意識レベルが低く、既往に片肺切除がある方でした。血圧が低め（収縮期血圧90mmHg台）で、脈拍が100くらい、末梢も冷たく、ショック状態に近く、重点的にアセスメントを行っていました。瞳孔は散瞳気味、頸部関節も可動性が低く、硬直がある印象でした。残った片方の肺は呼吸音が強く聞かれていましたが通常と比べることはできず、SpO₂は末梢の冷感により計測困難でした。その異常に気付いたのは清潔ケアに入った看護師でした。おむつをとってみると下腹部がポッコリと腫れているように見えたので、膀胱内留置カテーテルを挿入しました。尿はわずかに流出するだけで下腹部の腫脹（しゅちょう）は依然としてあります。もしかして腹部に何かが？ということになり、医師に報告してCTで確かめた結果、なんと消化器の潰瘍からかなりの腹腔内出血を起こしていたのです。脳外科に入院中だったのですぐに外科に転科し手術することになりました。

　フィジカルアセスメントは「全身を見る」ことが重要だと言われます。私は事前の情報から「神経」に関すること、「呼吸」に関することに集中してしまい、「腹部」を見逃していました。異常に気付けるように、集中できる目と広く見る目、どちらも必要だと痛感した事例です。

2 認知症があり、「転んだけど大丈夫」と話す患者さん

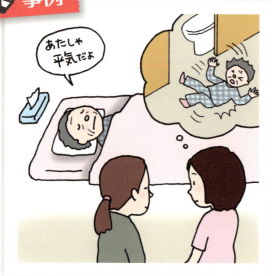

中等度の認知症がある91歳の女性。家族から、「朝、トイレに行ったときに転んでしまったようなんです。布団までは這って戻ったようですが、確認しても『大丈夫』と言い張るばかりで」と相談を受けました。女性は布団に入ったままです。

あなたはどう考えますか？

ここに注目！

- 布団から起き上がらない原因は、骨折による痛みや運動障害、頭を打ったことによる意識レベルの低下の可能性があるのではないか？
- 「大丈夫」という言葉はあるが、認知症があることから自覚症状の訴えが乏しいかもしれない。
- そもそも、なぜ転んでしまったのか？

転倒後のアセスメントが必要になります。転倒した場面を誰も目撃していないようですので、どの部位にどの程度の障害があるかわかりません。転倒後の障害では、打撲、捻挫が一般的ですが、まれに骨折、靭帯断裂、外傷、硬膜下血腫、硬膜外血腫のような重症になる場合もあります。高齢者は、筋力やバランス能力、視力が低下していることから転倒のリスクが高いです。また、失神 失神のアセスメント ▶P148 を起こして転倒することもあります。

高齢者では、骨粗鬆症のために骨折につながりやすく重症になりやすいため、客観的なデータ、普段との様子の違いに気づき、これを転倒と関連させて意識的にアセスメントすることが重要です。

必要なアセスメント ▶ 転倒時

❶主観的情報の収集（本人・家族に確認すべきこと）

- 転倒時の様子（どこで転倒したか、どこを打ったか、何がきっかけであったか、転倒時のことを覚えているか、等）
- 筋骨格系の症状（出血、痛み、腫れ、発赤、動かしにくい、動かない、等）
- 頭蓋内出血に伴う症状（頭痛、頭重感、嘔吐、言葉が話せない、会話が成り立たない、ろれつが回らない、麻痺、脱力、歩行障害、軽い意識障害、物忘れ、認知症が急に進んだように感じる、等）
- 活動・ADL（痛みや意識レベルの低下によりいつもできていたことができない、活動量の減少）
- 転倒の原因について（最近いつもと違うと感じたことはなかったか、一過性のものも含めた意識レベルの低下、ふらつきや足の上がらない感じ、薬剤の使用、等）

❷客観的情報の収集

頭部の視診

　頭部の出血や皮下血腫（たんこぶ）がある場合は、頭を打っている可能性が高くなり、鼻汁・鼻出血や耳垂れ・耳からの出血がある場合、頭蓋内で出血が起こっている可能性が高まります。

意識レベル ▶P78

　頭を打った場合、急性硬膜下血腫を起こす危険があります。元気がないなどのパッと見た様子から、JCSに現れるような変化までを丁寧に見てください。徐々に進行する（2週間〜6カ月に至る）場合もあるので、継続的な観察が必要です。

視野の確認 ▶P114

　頭蓋内の出血により、物が二重に見える、視界がぼやける、視野狭窄などの症状が現れる場合があります。疑わしい症状があった場合は、確認したほうがよいでしょう。

四肢の皮膚の視診・触診　▶P73

　出血や皮下出血（紫斑）がないかを確認します。骨折がある場合は、関節が不自然に曲がっていたり、発赤や強い腫脹(しゅちょう)が見られ、圧痛と熱感があります。

主な関節可動域と徒手筋力テスト　▶P110

　自力で動かせるのか、痛みはないかを確認しながら可動域を確かめます。自力で動かせない、または動かさない（指示に従えない）場合は、看護師が動かしますが、疼痛(とうつう)の訴えがないか、表情に変わりはないかを見ます。骨折がある場合は動かすことで悪化する可能性がありますので、無理をさせないようにしましょう。

立位保持の確認　▶P109

歩行状態の観察　▶P110

　可能であれば行ってください。ふらつきがあるようなら、小脳や位置覚の障害があるかもしれません。再転倒のリスクが高いので、転倒の原因のアセスメントにもなります。

報告のポイント

- 転倒し、転倒時の様子を誰も見ていないこと
- 頭蓋内出血の可能性の有無と症状
- 骨折など、重症な筋骨格系の障害の可能性の有無と症状
- 転倒の原因の推測、失神、麻痺、小脳や位置覚の障害によるものではないか

3 寝たきりの患者さんの体温が38.0℃あった

事例

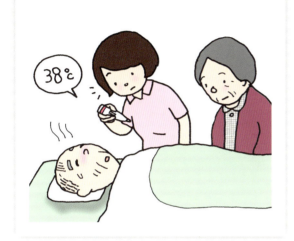

89歳男性。
寝たきりで在宅療養をしている患者さんで、高齢の妻が介護しています。訪問して体温を計測したところ、38.0℃ありました。

あなたはどう考えますか？

ここに注目！

- 感染による発熱かどうか？
- 寝たきりだと自分で環境調整がしにくく、介護力も強くはないため、うつ熱の可能性もあるのでは？

　急に高体温となっており、感染による発熱、またはうつ熱や熱中症の可能性があります。体温を正確に計測して鑑別を行います。感染徴候を確認し、重篤度と原因を推定し、敗血症の徴候が見られたら速やかに医療につなげる必要があります。

必要なアセスメント ▶ 高体温

❶主観的情報の収集（本人・家族に確認すべきこと）

- 高体温の経過（気づいた時刻、その後の処置と経過）
- 高体温に伴う症状（熱感、悪寒、発汗、頭痛、頭重感、だるさ、関節や皮膚の痛み、ふらつき、転倒）
- うつ熱・熱中症のリスクとなる環境（高温多湿、掛物のかけすぎ、湯たんぽや電気毛布の使用、等）
- 感染徴候（疼痛、腫脹、発赤、熱感、分泌物の増加、のどの痛み、咳、痰、喘鳴、尿の混濁や浮遊物、血尿、尿の臭気の増加、下痢、不消化便、血便、等）
- 生活への影響（食欲と食事摂取量の低下、水分摂取量の減少、活動量の減少、日常生活動作〈ADL〉の低下）

❷客観的情報の収集

体温測定 ▶ P67

感染徴候の確認 ▶ P108

　体温を測定し平熱との差を確かめます。うつ熱では、体温放散を促すと体温が下がります。感染による発熱の場合は、冷罨法では体温の低下は起こらず、悪寒を増強する可能性があります。悪寒戦慄と解熱の日内変動が見られることが多く、解熱剤の使用で速やかに体温が下がりますが、原因となっている炎症がおさまらない限り、薬の効果が切れると上昇します。

皮膚温の触診 ▶ P58

　看護師の手背を使って皮膚の温度を確認しましょう。うつ熱の場合は熱がこもった状態であるため、皮膚温も高いです。体温は高いのに末梢に冷感がある場合は、発熱前の悪寒と考えられ、感染の疑いが強くなります。

敗血症徴候の確認

　感染が全身に及ぶと、重篤な全身症状を引き起こす敗血症になります。発熱に加え、ショック状態（頻呼吸、頻脈、血圧低下、意識レベルの低下やせん妄）となり、播種性血管内凝固症候群（disseminated intravascular coagulation：DIC）を併発することがあります。DICでは、紫斑が見られたり、口腔や陰部等の粘膜から出血することも

あります。このような徴候が見られれば、速やかに医師に報告して対処が必要です。

|感染部位の観察　▶P108|

　感染を起こしやすい部位の皮膚や粘膜に腫脹、発赤、熱感、分泌物の増加がないかを確認します。特に高齢者が感染を起こしやすい褥瘡（じょくそう）や外傷等の皮膚の破綻がある部位、呼吸器系、尿路、消化器系についてこれらの徴候を確認します。中心静脈カテーテル等の医療機器が原因となる感染は、原因を取り除かない限りおさまらず、敗血症になる可能性がありますので注意深く観察してください。

報告のポイント

- 高体温の経過
- 炎症の徴候、炎症の原因部位
- 敗血症の徴候

4 SpO₂が平常時より低く90％だが「苦しくない」と答える

事例

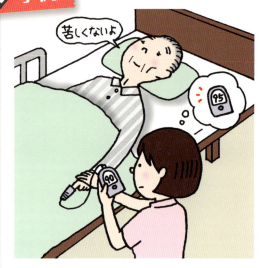

ベッド上で全介助の82歳男性。バイタルサイン測定時にSpO₂が90％でした。普段は95％ぐらいであり、呼吸苦について尋ねたのですが、「苦しくない」と言っています。

あなたはどう考えますか？

ここに注目！

- SpO₂値で見ると低酸素状態で、呼吸障害や全身の循環不全が考えられるのでは？
- 症状がほとんどないことから、末梢のみの循環障害か？

　SpO₂が90％であり、低酸素状態が疑われます。高齢者では呼吸苦の自覚が乏しいこともあるので、客観的データを十分に収集する必要があります。また、全身的な低酸素状態ではないのに、測定部位の循環障害でSpO₂値が低下する場合があるので、まずは測定方法を確認することから始めましょう。

　低酸素状態は肺や呼吸に原因がある場合、循環に問題がある場合が考えられます。循環は心不全　心不全　▶P91 、肺の炎症や無気肺については　誤嚥のアセスメント　▶P138 を参照してください。

必要なアセスメント ▶ 低酸素状態

❶主観的情報の収集（本人・家族に確認すべきこと）

- 低酸素に伴う症状（呼吸苦、胸が苦しい感じ、頭痛、頭が重い感じ、ぼーっとする感じ、目の見えにくさ、声の出にくさ、言葉の出ない感じ、不安感、焦燥感、傾眠傾向、等）
- 肺の感染徴候の確認（のどの痛み、咳、痰、喘鳴、等）
- 生活への影響（食欲・食事摂取量の低下、活動量・活気の減少）

❷客観的情報の収集

パルスオキシメーターによる経皮的動脈血酸素飽和度（SpO₂）の測定　▶P81

測定する指や足先について、冷感、皮膚の色が蒼白だったりチアノーゼになっていないか、圧迫されていないかを確認します。一時的な循環不全であれば、温めたり、マッサージしてから測定し直します。また、ほかの手指、足指で測定してみて値が回復するようなら、全身的な低酸素状態ではないと確認できます。

呼吸の視診　▶P82

頻呼吸となり、努力呼吸となっていることが考えられます。必ず呼吸数を数え、報告しましょう。

胸郭の拡張の視診・触診　▶P83

低酸素の場合、浅速呼吸や努力呼吸になっていることが考えられます。ただし、COPDなど閉塞性の肺疾患のある方は、もともと胸郭が動きにくいので、胸鎖乳突筋や腹筋などの呼吸補助筋の緊張が高まっていないかをチェックします。

チアノーゼと冷汗　▶P80

全身性のチアノーゼ、じっとりとした冷たい汗をかいている場合は、速やかな対応が必要です。

脈拍測定　▶P90

呼吸機能が原因の低酸素の場合、末梢へ酸素供給を行うために脈拍が早くなります。

血圧測定　▶P90

呼吸機能が原因の低酸素で循環に問題がない場合、末梢へ酸素供給を行うために血圧は高くなります。悪化すると低下します。

| 肺音の聴取　▶P84 |

　努力呼吸のときには呼吸音は増大します。大きく聞こえているからといって、酸素を十分に取り込めているわけではないので注意してください。呼吸音の消失や減弱、代償性の増強、気管支呼吸音化をチェックします（p.87 表9 参照）。

　副雑音は正常では聞かれない音です。副雑音があるようなら、肺胞や気管支に何らかの異常があると判断できます（p.88 表10 参照）。

報告のポイント

- 正しく測定した SpO_2 の値とその経過
- バイタルサイン
- 呼吸形態や肺音聴取の結果から、呼吸器障害の推測
- 全身の循環障害の徴候

5 嘔吐した後、元気がなくなり息をするたびゼロゼロと音がする

事例

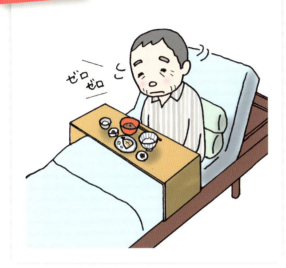

86歳男性。
脳梗塞後、嚥下機能が低下していることが指摘されていますが、家族と本人の希望で経口摂取は続けています。昨夜遅くに嘔吐し、その後なんとなく元気がなく、息をするたびにゼロゼロと音がします。今朝も食事を摂ろうとしません。

あなたはどう考えますか？

ここに注目！

- ゼロゼロという音は喘鳴であり、痰や吐物が喀出できていないのではないか？
- 元気がないのは、痰や吐物が詰まったための無気肺や、誤嚥性肺炎によるものではないか？
- もともと嚥下機能の低下があるにもかかわらず嘔吐したため、吐物を誤嚥した可能性があるのでは？

　誤嚥した可能性が高い状況です。元気がなく食事も摂れないということから、低酸素状態でないかどうかを確認します　低酸素状態のアセスメント　▶P135　。

　誤嚥した吐物が気管支に詰まっている場合は、無気肺（気管支に異物が詰まることから、肺胞に空気が届かず、換気ができない状態）の可能性があります。また、誤嚥性肺炎を発症している可能性もあります。肺のアセスメントを十分に行って、状態を把握します（次ページ図1）。

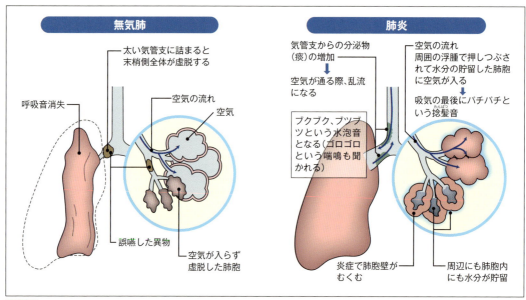

図1　無気肺と肺炎のイメージ

必要なアセスメント ▶ 誤嚥

❶**主観的情報の収集（本人・家族に確認すべきこと）**

- 呼吸状態とその経過
- 嘔吐の状態（吐物の色、性状、量、嘔吐の勢い、嘔吐のきっかけ）
- 肺の感染徴候の確認（のどの痛み、咳、痰、むせ、喘鳴、等）

❷**客観的情報の収集**

|パルスオキシメーターによる経皮的動脈血酸素飽和度（SpO_2）の測定　▶P81|

SpO_2 が90％を切るようだと要注意です。

|脈拍・血圧測定　▶P90|

酸素を多く末梢に運ぶために、頻脈となり、血圧は上昇します。この徴候は SpO_2 の低下より先であることが多いので、特に注意してください。

|呼吸の視診　▶P82|

頻呼吸、努力呼吸となります。

|胸郭の拡張の視診・触診　▶P83|

無気肺の場合は、その部位に空気が入っていきませんので、胸郭が拡張しなくなりま

す。肺炎の場合も、範囲が広く重症であれば、胸郭の拡張が少なくなります。左右同時に、部分的な無気肺になる可能性もあるので、前面・背面ともに確認しましょう。

体温測定　▶ P67

　誤嚥性肺炎では高体温になりますが、高齢者では高体温になりにくく、微熱程度の場合もあるので継続的に様子を見ます。

肺音の聴取　▶ P84

　誤嚥の場合、重力に従って誤嚥したものが背部側に溜まるため、必ず背面の肺音聴取を行ってください。特に背面の肺底部の聴診を慎重に行います。

　無気肺がある場合は、呼吸音が減弱・消失します。この際、健常な部分が無気肺の起こっている区域を補って換気量を増やそうとするために、健常な側の肺や無気肺が起こっている区域以外の部分において代償性の増強が起こる場合があります。肺炎の場合は、肺胞音の気管支呼吸音化が見られます（p.87 表9 参照）。

　固形物や痰により気管支が狭窄している場合、太い気管支の場合は類鼾音（るいかん）となり、細い場合は笛声音（てきせい）となります。この2つが混じっていることもあります。肺炎の場合は、捻髪音（ねんぱつ）が聞かれることがあります。特に背面の肺底部は注意して聴診してください。炎症が重度になり、分泌物が増えると水泡音となり、聴診器を使用しなくても喘鳴として聞かれます（p.88 表10 参照）。

報告のポイント

- 嘔吐があり、誤嚥の疑いがあること
- 酸素化の状態（SpO_2、脈拍、呼吸数と呼吸形態）
- 肺音聴取結果、無気肺の可能性、誤嚥性肺炎の可能性

6 胃瘻の患者さんの家族から「元気になってきたので、もう食べられますか？」と相談された

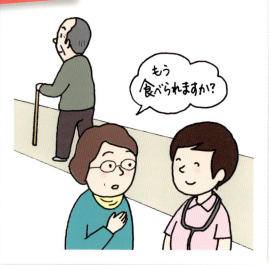

85歳男性で、入院前にはADLが自立していました。肺炎で入院し嚥下（えんげ）の状態が不安定だったため、胃瘻（いろう）を作り経管栄養となりました。肺炎が完治したため自宅に戻りました。現在は座位が安定して取れるようになり、短距離の歩行もできるようになりました。家族が、「元気になってきたので、もう食べられますか？」と相談しています。

あなたはどう考えますか？

ここに注目！

- 神経障害での嚥下障害ではないため、筋力が戻れば経口摂取可能ではないか？
- 嚥下の機能改善についてアセスメントする必要がある。

　全身状態の改善にともない、嚥下機能が改善した可能性のある患者さんです。食事開始は医師の指示によりますが、経口摂取の可能性がどれだけあるのかをアセスメントし、報告することで言語聴覚士（ST）や医師の判断を促すことができます。呼吸状態を確認し、問題がないようなら嚥下に関するアセスメントを行い、他職種と結果を共有し、ケアプランを考えましょう。

必要なアセスメント ▶ 嚥下機能

❶主観的情報の収集（本人・家族に確認すべきこと）
- 食事摂取の意欲、空腹感はあるか
- 呼吸器症状（痰の量、咳嗽、むせ、痰の喀出ができるか、等）

❷客観的情報の収集

口腔の視診　▶ P117

神経麻痺の可能性は低い事例ですが、念のため口唇を閉じることができるか、口蓋垂や舌の偏位がないかを確認します。これらの症状がすべて見られなければ、経口摂取できる可能性が高まります。

歯牙の状態、入れ歯が合うかどうかを確認します。経口摂取していなかったことから筋肉量が減り、入れ歯が合わなくなっている可能性があります。

舌の表面を視診し、清潔に保たれているか確認します。舌苔があると、せっかく食事を始めても味わう楽しみにつながりません。

嚥下のアセスメント　▶ P118

唾液を飲み込んでもらって、喉頭隆起の動きがスムーズか、むせがないかを確認します。反復唾液嚥下テスト（RSST）や水飲みテスト（MWST）については、医師に相談して許可が得られれば行ってみましょう。

報告のポイント

- 患者・家族ともに経口摂取の意欲があること
- 呼吸の状態
- 嚥下に関わる神経障害の有無、唾液嚥下の結果

7 元気がなく「食欲がなくて、休み休みしか食べられない」と訴え、歩行すると息切れしている

事例

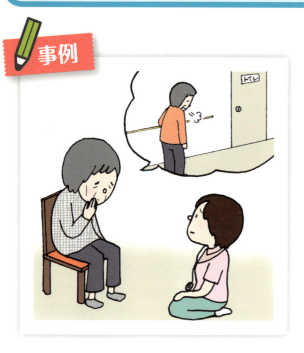

88歳女性。
うっ血性心不全傾向を指摘されています。昨日から何となく元気がなく、「食欲がなくて、休み休みしか食べられない」と訴えています。トイレへの歩行でも息切れが見られるようです。

あなたはどう考えますか？

ここに注目！

- 元気がなく、トイレ歩行での息切れが見られるため、循環機能や呼吸機能が低下したことで、活動ができなくなっているのではないか？
- 食欲低下は、嚥下の問題、消化器系の問題も考えられるが、食べるという活動に循環が耐えられない状態ではないのか？

　心不全とは、心臓の機能低下で全身にさまざまな症状が起こることを言います。心不全のイメージは（図1）の通りです。
　心不全の悪化は、「元気がない」「食事を食べなくなった」「息切れしている」などで気が付くことが多いので、心不全をコントロールしながら生活している高齢者については、このような症状が見られたらまずは心不全の悪化を疑ってアセスメントすることが必要です。悪化の可能性が否定されたら、呼吸器系や消化器系のアセスメントへと進めていきましょう。

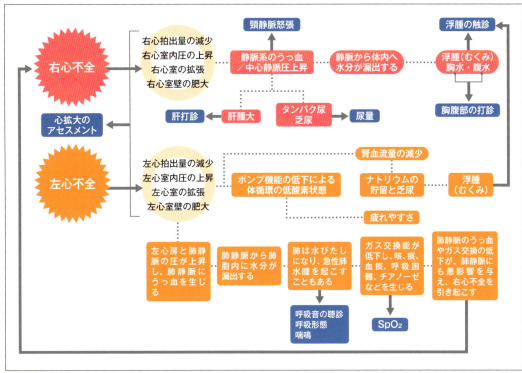

図1 心不全のイメージとフィジカルアセスメント

必要なアセスメント ▶ 心不全

❶主観的情報の収集（本人・家族に確認すべきこと）

- 息切れとその随伴症状（上体を挙上した体位が楽、喘鳴、痰、行動後の息苦しさ、動悸、労作後の動悸、息切れ）
- 心不全のコントロールについて（塩分制限の不徹底、心不全に関わる薬剤の休薬や怠薬、風邪や尿路感染などの感染症、睡眠不足や過労）
- 生活への影響（食欲低下、食事時の息切れやため息、休み休み食事をする、排泄時の息切れ、便秘、夜間の呼吸困難、夜間排尿回数の増加、不眠、上体を起こして眠る、等）

❷客観的情報の収集

パルスオキシメーターによる経皮的動脈血酸素飽和度（SpO₂）の測定　▶P81

呼吸の視診　▶P82

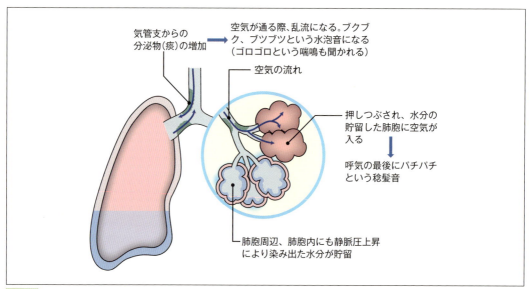

図2　肺水腫のイメージ

肺音の聴取　▶P84

　SpO$_2$が低下し、呼吸数が増加、努力呼吸になっている場合は、心不全の悪化を疑います。できれば労作中・後にも確認しましょう。

　喘鳴が聞かれ、痰が多くなっていれば、心不全から起こる肺水腫（図2）の疑いが高まります。

　また、肺炎を合併することも多いため、発熱、呼吸数を含めた呼吸の視診、肺音聴取など呼吸に関するアセスメントを確実に行う必要があります。

脈拍・血圧測定　▶P90

　徐脈や不整脈により循環血流量が不足している可能性があります。特に不整脈の既往がある場合は、不整脈が再燃していないかを確認しましょう。

　心拍出量が減少していれば低血圧となり、労作時でも血圧が上がりにくくなります。労作後の脈拍と血圧も確認できるとよいでしょう。

排尿量・性状・排尿行動に関する問診・観察　▶P103

　腎臓への循環血液量の低下、身体への水分貯留により排尿量が少なくなります。排尿回数が減少していないか確認してください。尿の色は濃くなります。回数の把握が難しい場合は、尿の色を参考にしてください。おおまかな水分出納を計算し、身体への水分の貯留量を推測します。

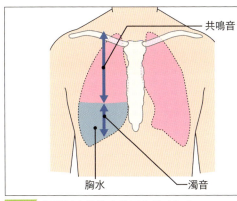

図3　打診による胸水のアセスメント

中心静脈圧の推測　▶P91

　頸静脈の怒張がヘッドアップ45°でも見られ、胸骨角からの高さが3cm以上となっていれば、中心静脈圧が上昇していると考えられます。起坐位のほうが楽な場合は、中心静脈圧が上昇しているサインです。

身体への水分貯留（浮腫）　▶P69

　全身性の浮腫となります。圧痕の深さを確かめ、普段より貯留している場合は、心不全の悪化が疑われます。顔面の腫れや靴や指輪がきつく感じる、衣類のゴムの痕がくっきりとつく、などがサインとなります。全身性の浮腫は重力がかかる部位に多く貯留します。ベッド上で過ごしている場合は、アキレス腱部や背部でも確認してください。

身体への水分貯留（胸水・腹水・体重測定）　▶P93

　水分の貯留は体重に現れます。心不全のコントロールでは毎日の体重計測が勧められています。可能であれば計測して変化を見てください。

　腹水は、腹部を視診し、腹部膨満がないかを確認し、膨満が見られるようなら腹水を疑って打診をします。腹水貯留部位は濁音となるため、仰臥位では側腹部に濁音が見られます。

　胸水は打診で濁音がないかを確認します。座位姿勢で行うと、肺底部に胸水が移動するので、わかりやすくなります（図3）。

心拡大の確認　▶P94

　心不全時は、心尖部が左5第肋間鎖骨中線より左下方に移動していると考えられます。もともと心拡大があった可能性もあります。コントロール良好だったときの状態と比較し、悪化が著しければ要注意です。

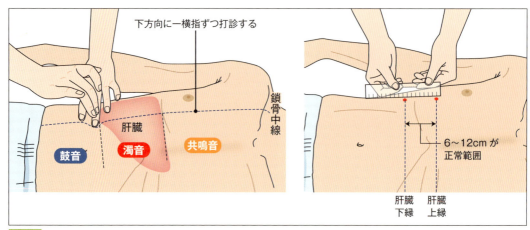

図4　打診による肝腫大のアセスメント

心音聴取　▶P95

心不全では、Ⅰ音の減弱、病的Ⅲ音、収縮期雑音（Ⅰ音とⅡ音の間の雑音）が聴取される可能性があります。

肺音の聴取　▶P84

喘鳴が聞かれる場合、痰が増えている場合、SpO_2の低下が著しい場合は、肺水腫の状態を疑い、肺音を聴取します。肺水腫では水泡や捻髪音が聴診されます。また、胸水が貯留している場合は、貯留部位の呼吸音の減弱が見られます。

肝腫大の確認

右側の鎖骨中線の位置を乳頭の下くらいから一横指ずつ打診します。共鳴音から濁音に変わる位置が肝臓の上縁であり、濁音から鼓音に変わる位置が肝臓の下縁です。正常な肝臓では肋骨下縁を越えず幅は6〜12cmで、これを越えると肝腫大を疑います（図4）。

報告のポイント

- 労作時、呼吸困難があり、心不全の再燃が疑われること
- バイタルサイン、特にSpO_2、呼吸形態、脈拍と血圧、尿量の減少の有無
- 浮腫の増強、体重増加
- 心音、胸水や腹水、肺水腫の可能性

8 家族から「崩れ落ちるように倒れて、意識がなかったようだ」と報告があった

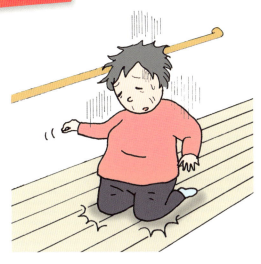

86歳女性。
家族から「昨日の夜、トイレに行こうとしたら崩れ落ちるように倒れて意識がなかったみたいなんです。でも、すぐに戻ったので様子を見ていました」と言われました。

あなたはどう考えますか？

ここに注目！

- 一過性かつ短時間の意識障害であり失神と考えられるが、てんかん発作の可能性もある。
- 失神の原因は何か？

　一過性かつ短時間の意識障害であり、脳への血液供給が急に減少して起こる失神状態であると思われます。失神は原因がわからないものも多いですが、不整脈や心血管の障害で循環に問題がある場合やてんかんの場合は要注意です。てんかんとは、大脳の神経細胞が発作性に興奮し、異常に大きな電気信号が起こることで、痙攣（けいれん）や一過性の意識障害を起こすことを言います。高齢者では、脳血管障害に伴って、てんかん発作を起こす、または脳血管障害後に起こしやすくなることがあります。このまま様子をみて良いかを判断するために、多側面からのアセスメントをしていきます。

必要なアセスメント ▶ 失神

❶主観的情報の収集（本人・家族に確認すべきこと）

- 倒れたときの状況（倒れた場所、時刻、倒れたときの環境、飲酒や入浴、体位の変化などの直前の行動、意識復活までにかかった時間、過去にもあったか、等）
- 倒れる前の前駆症状（冷汗、顔面蒼白、嘔気（おうき）、欠伸、目のかすみや見え方の変化、動悸（どうき）、頻脈の自覚、等）
- 倒れた後の精神状態や身体状況（痙攣（けいれん）、意識レベルの低下や混濁、尿失禁）
- 倒れた理由について（心血管系障害の既往、脳神経系疾患の既往、服用している薬剤、等）
- ADLへの影響

❷客観的情報の収集

脈拍測定　▶ P90

不整脈（房室ブロックによる徐脈、心室頻拍や心房細動からの頻脈）により、心原性の失神を起こした可能性があります。脈拍を1分間測定し、脈の不整や徐脈がないかを観察します。現在は落ち着いている可能性があるので、発作時に測定できるようにご家族に脈拍測定の方法を指導するとよいでしょう。

血圧測定　▶ P90

立位になった際に失神している場合は、起立性の低血圧の可能性があります。仰臥位時、座位時、立位時で血圧を測定し、比較してください。立位時に20mmHg以上低下するようなら要注意です。低血圧のために失神する場合もあります。降圧薬を服用している際には、コントロール不良で低血圧や徐脈になっていないかを確認します。

てんかん発作の確認

てんかん発作は、昼夜を問わず体位に無関係に起こり、全身の硬直や震えが見られることがあります（これらがない場合もあります）。顔色の変化や前駆症状がなく、意識の回復が遅延することが多く、尿失禁を伴うことがあります。このような状態であれば、原因が脳にあると判断し、報告・対処してください。

報告のポイント

- 一過性の意識消失を起こしたこと、意識消失のきっかけや前駆症状、意識が戻るまでの時間
- 現在のバイタルサインの異常
- てんかん発作の可能性
- 心原性の不整脈による意識消失の可能性

時間を惜しまず、患者さんに触れよう

　脈拍測定の際に「パルスオキシメーターや電子血圧計で算出される値を脈拍としてはならない」と折に触れて話しています。というのは以下のような実際の体験があるからです。

　ある日、実習に行った学生が「血圧が計測できません」と泣きついてきました。このこと自体はよくあることだったので、二股の聴診器（イヤーピースが2組ついている教育用聴診器）で計測しに伺いました。すると、聴診器から聞こえるコロトコフ音で頻脈と徐脈が混じった不整脈に気づきました。触診で脈拍を測定すると40回／分、収縮期血圧は100mmHg、患者さんは測定中でも眠っており意識レベルの低下が疑われました。すぐに実習先の看護師に報告したところ、酸素吸入が開始になり薬物が投与され、しばらく後にはいつもの状態に戻りました。

　落ち着いてから学生に脈拍測定のことを尋ねると、「パルスオキシメーターでは77だった」と話しました。そのパルスオキシメーターは6拍で1分間の脈拍を見積もるタイプのものでした。たまたま脈拍の早いときに計測したので、正常範囲の脈拍数になったのだと思います。

　その患者さんは昨夕、初めて睡眠薬を服用しており、朝眠っていて食事を召し上がらなかったのも「睡眠薬のため」とアセスメントされていたのですが、実は、不整脈による意識レベルの低下であった可能性も高いです。バイタルサインは「生きている証」です。手首に触れるだけでその生きている証を確かめられるのですから、ほんの少しの時間を惜しまず、患者さんに触れていただきたいと強く思います。

9 食事を摂らず、大量に嘔吐した

事例

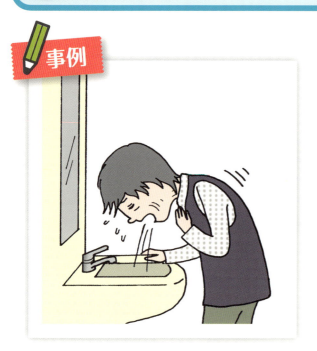

イレウスの既往のある81歳女性。
認知症が進み、自分からは訴えられないのですが、食事を摂らず、先ほど大量に嘔吐してしまいました。排便は4日前に普通便が中等量ありました。

あなたはどう考えますか？

ここに注目！

- 自らは訴えられないが、食事を摂らないということから、消化器症状が存在する可能性がある。
- イレウスの既往があることから、再発の可能性がある。

　イレウスは腸が狭窄する、または、運動しなくなることにより、腸の中に飲食物やガス、消化液などが貯留した状態です。絞扼性のイレウスでは、腸がねじれて壊死を起こし、重篤な腹膜炎になる可能性があります。また、嘔吐によって脱水を引き起こすことも、高齢者の場合には大きな問題になります。腹部の手術を受けた方や高齢者ではイレウスを繰り返すことも多く、今回も最終排便からの期間が空いていることから、まずはイレウス状態でないかどうかを確認する必要があります。

　イレウスが否定されれば、通常の便秘のアセスメントと排便を促すケアを行い 便秘のアセスメント参照 ▶P154 、症状が軽減されるかどうかを見ます。認知症があって症

状の訴えが難しい患者さんのようですので、客観的なデータをしっかりと整えて、報告・対処していく必要があります。

必要なアセスメント ▶ イレウス疑い

❶主観的情報の収集（本人・家族に確認すべきこと）

- イレウスの症状（嘔気、嘔吐、噴水様の嘔吐、吐物が緑色〈胆汁色〉で便臭がある、吐物の量、腹部の強い痛み、疝痛、腹部をかばう姿勢、腹部に触れるのを極端に嫌がる、腹部膨満感）
- イレウスの要因（最終排便、通常の排便頻度、便の硬さ、最終の食事摂取時間、飲水量、繊維質の多い食事、海藻などの多量摂取、等）

❷客観的情報の収集

体温測定 ▶ P67、108

腹膜炎に至っている場合は、発熱している可能性があります。

腹部の視診・打診 ▶ P93、101

視診では腹部全体の膨満を認めます。打診では、ガスが貯留している場合は全体的な鼓音となり、音も高くよく響きます。

腸音の聴診 ▶ P101

腸管が麻痺している麻痺性イレウスの場合は、蠕動がなくなるので無音となります。

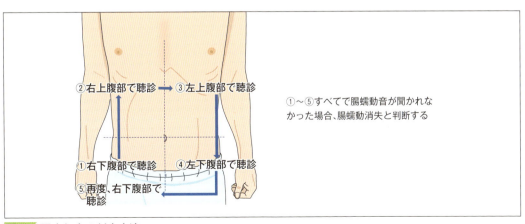

図1 腸音無音の判定方法

無音であるとはっきりと判定するためには、5分間の聴診が必要とされており、方法は前ページの（図1）の通りです。
　がんや硬便の貯留による閉塞性イレウスや、腸がねじれてしまったことによる絞扼性イレウスの場合は、内容物を先に送ろうとして蠕動運動が亢進するので、キンキンという短い高音（金属音）や、波が押し寄せるような連続した強く高い音が聴取されます。

報告のポイント

- 激しい腹痛、嘔吐、腹部膨満という、イレウスを疑わせる症状
- バイタルサイン、腹膜炎や脱水の可能性があるか
- 腸音と腹部膨満の状態

10 5日前からインフルエンザにかかり、ずっと排便がない

事例

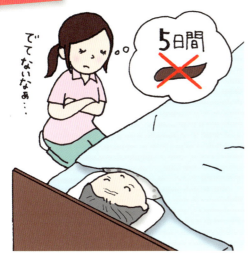

5日前からインフルエンザにかかり、昨日から熱が下がってきた80歳女性。普段は2日に1回の頻度で排便があるのですが、ここ5日間は排便がなく、何らかの対処が必要かどうか看護師が考えています。

あなたはどう考えますか？

ここに注目！

- 排便の頻度から見ると、便秘状態と考えられる。
- インフルエンザの影響で食事や水分の摂取、腸蠕動に変調があった後であり、便の貯留はどの程度かをアセスメントし、ケアを考える必要がある。

　排便の頻度や便の性状は、食事の摂取量、水分出納、交感神経と副交感神経のバランスが乱れたことによる腸蠕動運動の変調など、さまざまな要因で変化します。摘便や浣腸、下剤の服用等、排便のケアを考えるに当たっては、便がどの程度、どこに貯留しているかをアセスメントする必要があります。例えば、下行結腸に便が貯留していないのに浣腸をしても排便は起こりません。腹部のアセスメントを十分に行ってからケアを考え、苦痛が最小限になるような排便ケアを考えていきましょう。

必要なアセスメント ▶ 便秘

❶主観的情報の収集（本人・家族に確認すべきこと）

- 便秘の経過（普段の排便の頻度と性状、最終排便からの日数、最終排便の量と性状、排便困難、普段の排便のケア、下剤や浣腸の使用、等）
- 下剤や浣腸の使用状況、便秘の症状（腹部膨満感とこれにともなう苦痛、腹痛、腹部不快感、排ガス、便意、嘔気、等）
- 便秘の要因について（食事摂取量、食事内容〈繊維質の量、ヨーグルト等の乳酸菌食品の摂取〉、水分摂取量、水分出納、等）

❷客観的情報の収集

便の性状と回数 ▶ P100

これまでの排便、最終排便の状況について、記録を参照し、量と硬さを確認して現在の便の貯留量を推測します。普段から排便量が少ない場合は、食事摂取ができていなければ、もっと便の量が減る可能性があります。

腹部の視診・触診 ▶ P101

視診で腹部全体の膨満があれば、便やガスの貯留が疑われます。

皮下脂肪が少ない場合は、便の貯留部位が膨隆して視診できる場合があります。恥骨結合直上から左側腹部にかけてよく視診します。

触診は、恥骨結合の上から左下腹部を少し深め（3cmくらい）の位置で、手を動かして感触を探りながら行います。普通便が貯留している腸は、鉛筆ほどの太さで柔らかく触れます。大量に貯留している場合は、より太く、範囲が広くなります。また、兎糞便化している場合は、コロコロと小さく硬く触れます。

腹部の打診 ▶ P93 図14

打診では、ガスが貯留している場合は鼓音となり、音の性質もポンポンと高い音になります。固形の便が貯留している場合は、その部分が濁音となります。左下腹部を重点的に打診して、どの程度、便が貯留しているかを見積もります。

腸音の聴取 ▶ P101

腸の蠕動が低下している場合は、腸音は低く、頻度が少なくなります。ストレス等により腸の運動を支配している自律神経のバランスが乱れると、下痢と便秘を繰り返す痙

攣性の便秘となることがあります。精神的ストレスが大きいときに起こることが多い便秘の種類です。この場合は、腸蠕動が亢進していることも考えられます。

報告のポイント

- 最終排便からの日数と腹部膨満感や嘔吐、食欲不振の症状の有無
- 腸蠕動と排ガスの有無による腸管麻痺の可能性
- 腹部膨満、打診・視診による便の貯留の位置や量の推定

さまざまな側面からアセスメントする

　事例5で紹介する「嘔吐をした後、元気がなくなり息をするたびゼロゼロと音がする」患者さんは、私が実際に体験した事例です。事例にする際にかなり単純化したのですが、実は、この「嘔吐」に至るまでにも、フィジカルアセスメントが必要な場面がありました。

　患者さんは胃瘻造設のために入院しており、経皮的内視鏡下で胃瘻が造設されました。一般状態に変化がなかったので、クリニカルパス通りに夕方から白湯の注入が始まったのですが、激しい嘔吐があったのはその夜中のことでした。誤嚥性の無気肺になってしまったので、まずは呼吸管理からスタートし、落ち着いたので、腸音を聴取してみました。すると予想通り「無音」でした。胃瘻部から廃液すると、すぐに700mL近くの液体が吸引できました。全身麻酔ではなかったので腸蠕動が止まってしまうリスクは考えにくく、腸音の聴診は行っていませんでしたが、なぜか腸が全く動いていない状態だったのです。結果的に呼吸の障害が起こりましたが、そのスタートは消化器系の問題でした。症状が起こった際には、さまざまな側面からアセスメントする必要があると考えさせられた事例です。皆さまも胃瘻造設のルーチン（腸蠕動を確認してから白湯の注入を行うなど）を見直してみてはどうでしょうか？

11 普段は朝に排尿のある患者さんが、夜から朝まで排尿がない

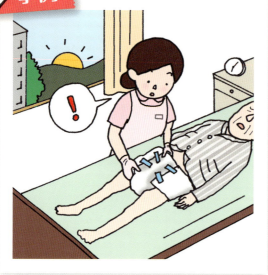

おむつを使用して排泄している90歳男性。普段は朝に排尿があるにもかかわらず、昨日の夜から、朝までおむつに排尿が見られません。

あなたはどう考えますか？

ここに注目！

- 乏尿（無尿）により排尿がないのではないか？
- 尿閉により排尿がないのではないか？

　尿が出ていない場合は尿の生成量が少なく、膀胱に尿がほとんど貯留していない場合（乏尿・無尿）、尿の生成ができていて膀胱に貯留していても排出できない場合（尿閉）が考えられます。乏尿では、脱水や嘔吐、発熱、心臓のポンプ能力の低下などで腎血流量が減少して尿の生成ができない場合、腎機能そのものに障害がある場合、尿路結石や腫瘍の浸潤により尿管が閉塞し、膀胱に尿が溜まらない状態などが考えられます。尿閉は膀胱より下位の障害、神経因性膀胱や前立腺肥大、尿道狭窄により起こるもので、患者さんの苦痛が大きく、放置しておくと尿貯留が上行性に広がり、水腎症や腎盂腎炎などを引き起こす可能性があります。乏尿（無尿）と尿閉では対処方法が全く違いますので、これらが区別できるような情報を収集し、報告しましょう。

必要なアセスメント ▶ 乏尿（無尿）・尿閉

乏尿（無尿）のアセスメント

❶ 主観的情報の収集（本人・家族に確認すべきこと）

- 尿路結石や腫瘍による激しい疼痛、腰部や背部に放散するような痛み
- 乏尿の原因となる循環血流量の減少を招く 心不全のアセスメント ▶P91、P143 、 脱水 ▶P68 の症状を確認する。

❷ 客観的情報の収集

排尿量・性状・排尿行動に関する問診・観察 ▶P103

　乏尿の基準は400mL／日以下とされています。1回排尿量が150mLとすると、排尿回数では3回／日以下では注意が必要となります。最終排尿からの時間で換算すると、単純計算では8時間以上間隔が空くと要注意です。ただし、ホルモンや血流量の関係で、日中は排尿間隔が長く、夜間には短くなるので、いつもの排尿時刻や回数と比較してください。腎機能が保たれているのに尿量が少ない場合は、尿が濃くなります。最終尿の色や臭気、いつもとの違いを確認してください。

脈拍・血圧測定 ▶P90

　腎臓への血液循環が低下している状態では乏尿になりますので、血圧の低下、脈拍の低下がないかを確認します。

体温測定 ▶P67

　高体温になると、不感蒸泄の増加で脱水状態となり、乏尿をきたす可能性があります。

身体への水分貯留のアセスメント ▶P69

　循環障害や腎障害では、全身性の浮腫が現れます。顔面や全身の腫脹、重力がかかる部位の圧痕を確認します。水分出納を計算し、できれば体重もチェックできるとよいでしょう。

腎臓の叩打診 ▶P106

　尿路結石や尿路の狭窄では、叩打診をした場合に響くような痛みを感じることがあります。

3章　事例で学ぶ　よくある症状・訴えから異常を見抜くフィジカルアセスメント

尿閉のアセスメント

❶主観的情報の収集（本人・家族に確認すべきこと）

- 尿閉の症状（尿意、激しい尿意、腹部膨満感、腹痛、強い焦燥感や不安感、冷汗、等）
- 尿閉の原因（前立腺肥大、尿線が細い、残尿がある、脳血管疾患や脊髄疾患等、神経因性膀胱となる要因、等）

❷客観的情報の収集

排尿量・性状・排尿行動に関する問診・観察 ▶P103

最終排尿時刻を確認し、どれくらいの時間出ていないのか、排泄できずに貯留している尿量を見積もります。また、普段の排尿時に、尿線が細い、排尿に時間がかかる、出きらない感覚がなかったかを確認します。

脈拍・血圧測定 ▶P90

痛みや尿が排出できない苦痛で、血圧や脈拍が上昇することがあります。意識レベルの低い高齢者や認知症の患者さんの場合には、苦痛の有無をバイタルサインから推測してください。

膀胱内の尿貯留の確認 ▶P105

恥骨直上がぽっこりと腫脹し、打診で濁音となっている場合は残尿を疑います。

カテーテルを挿入しての尿排出の確認

医師の指示を得て行いましょう。カテーテルを挿入する経路に狭窄や閉塞がある可能性が高いので、なるべく細いカテーテルを用いること、違和感があった場合は速やかに挿入をやめて、医師に相談することが必要です。

報告のポイント

- 最終排尿時刻と尿の性状、本人の訴え
- 乏尿または、尿閉の可能性があると判断したアセスメント結果

12 蓄尿バッグに「尿が出ていない」と、家族から報告を受けた

事例

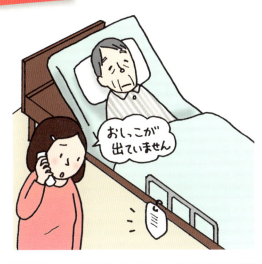

87歳男性。
膀胱内留置カテーテルを使用して排尿しており、カテーテルの入れ替えを行いました。その後、家族から「尿が溜まっていない」と電話がありました。

あなたはどう考えますか？

ここに注目！

- 尿が排出されない理由は、乏尿（無尿）の可能性がある。
- カテーテル挿入の不良による尿閉の可能性がある。

　膀胱内留置カテーテル挿入後に排尿が見られない事例です。入れ替え時、蓄尿バッグやチューブ内へ尿の流出を確かめたのならば、乏尿を疑ってアセスメントを行います 乏尿のアセスメント ▶P157 。もしも、尿の流出を確認できていなかったのであれば、カテーテルが膀胱まで至っておらず、尿道に留置されていることが考えられます。その際は、すぐに固定を解除する必要があるので、早めに報告し、対応してください。

必要なアセスメント
▶膀胱内留置カテーテル挿入後

❶主観的情報の収集（本人・家族に確認すべきこと）

- 留置カテーテル入れ替えからの経過時間、入れ替え時の違和感や疼痛・苦痛
- バッグ内・チューブ内に尿がわずかでもあるか
- 亀頭部からの尿漏れはないか
- 陰部や下腹部の疼痛・苦痛の訴え
- 尿閉の症状の確認　 尿閉のアセスメント ▶P158

❷客観的情報の収集

 脈拍・血圧測定 ▶P90

　痛みや尿が排出できない苦痛で、脈拍や血圧が上昇することがあります。意識レベルの低い高齢者や認知症の方では、苦痛の有無を適切に伝えることが難しいため、バイタルサインから推測します。

 膀胱内の尿貯留のアセスメント ▶P105

　恥骨直上がぽっこりと腫脹し、打診で濁音となっている場合は残尿を疑います。

 陰茎や陰嚢の腫脹・発赤・皮下組織の障害の観察

　膀胱内留置カテーテルのバルーンが周辺組織を圧迫し、血流障害を起こす可能性があります。組織は炎症を起こし、最終的には壊死に至ります。陰茎や陰嚢の視診・触診を行い、発赤、腫脹、熱感、潰瘍や壊死を疑わせる皮膚の変化がないかを観察します。

報告のポイント

- 膀胱内留置カテーテル入れ替え後の尿量減少であること
- 乏尿（無尿）の可能性
- カテーテルの尿道への留置の可能性と、陰部組織に与えた影響

13 「朝、起きたら左足だけが腫れていた」と言う患者さん

事例

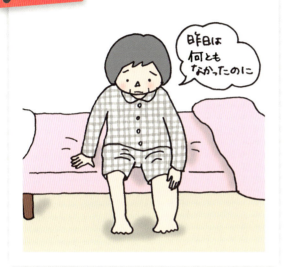

83歳女性。
「朝起きたら、左足だけが腫れていてもったりとして気になる。昨日は何ともなかったのに……」
と言っています。

あなたはどう考えますか？

ここに注目！

- 足が腫れているという訴えは、浮腫によるものか、局所の炎症による腫脹（しゅちょう）か？
- 局所性の浮腫が考えられる場合、静脈系の循環障害か、リンパの還流障害か？

　足が腫れているという訴えであるため、まずは足の皮膚や皮下組織、筋肉や骨に炎症が生じ、腫脹が起こっていることが考えられます。
　また、リンパや静脈系の循環障害による浮腫の疑いがあります。リンパ浮腫とは、リンパ管の狭窄（きょうさく）や閉塞のためにリンパ液が滲み出して浮腫となったものです。手術やがんの浸潤により多く起こります。静脈系の循環障害による浮腫は、静脈の閉塞や狭窄により静脈圧が上昇することで血漿成分が滲み出して起こります。深部静脈血栓症の場合、脳梗塞や肺梗塞など生命にかかわる疾患を引き起こす場合があり、発見したら速やかに

医療につなげる必要があります。

必要なアセスメント
▶ 炎症・末梢循環（静脈系・リンパ系）障害

局所炎症のアセスメント

❶主観的情報の収集（本人・家族に確認すべきこと）

- 炎症の症状（痛み、しびれ、熱感、腫脹）
- 原因・誘因となったこと（転倒や転落、打撲、外傷、虫刺され、等）
- ADLへの影響

❷客観的情報の収集

体温測定 ▶ P67、108

免疫反応として、発熱が起こる可能性があります。高体温になっていないかどうかを確認します。

浮腫の確認 ▶ P69

浮腫の部位と程度を確認します。外傷などによって起こる局所の炎症による浮腫は、足全体ではなく障害のある部位に現れますので、左右差を見比べ、どの部位の浮腫なのかを確認します。痛みに注意しながら触れ、圧痕が見られるかどうかを確認し、レベルを判定します。

感染徴候の確認 ▶ P108

皮膚に傷がないか、関節に変形などの骨折を思わせる症状がないか 転倒時のアセスメント ▶ P129 を確認します。

炎症の徴候を確認するために、発赤と熱感を確認します。熱感については、熱に敏感な手背を使って確認します 皮膚温の触診 ▶ P58 。人の皮膚温はさまざまなので、症状を訴えている左のみでなく、左右同時に触れてその差を確認します。

主な関節可動域と徒手筋力テスト ▶ P110

関節を動かせるかどうかを確認します。炎症がある場合は、動かした際に痛みが生じる可能性が高いので確認しながら行います。どの程度の可動域制限があるかを、左右比較して観察します。

末梢循環障害のアセスメント

❶主観的情報の収集（本人・家族に確認すべきこと）

- 静脈系末梢循環障害の症状（張るような痛み、重苦しさ、浮腫の日内変動、動かしにくさ、等）
- リンパ性循環障害の原因・誘因（がんや手術の既往、等）
- 静脈系末梢循環障害の原因・誘因（急な臥床安静、歩行制限、下肢運動量の減少、下肢の圧迫、等）
- ADLへの影響

❷客観的情報の収集

浮腫の確認　▶P69

浮腫の部位と程度を確認します。循環障害による浮腫は、血管の閉塞や狭窄が見られる位置より下部に生じますが、皮下組織への水分の貯留が進むと足全体に現れることも多いです。圧痕が見られるかどうかを確認し、レベルを判定します。左右差が大きい場合は周囲径を計測することで、客観的な観察ができます。周囲径を計測する際は、体位および測定部位の関節からの距離を記録しておきましょう（図1）。

末梢循環の確認　▶P96

静脈系の末梢循環障害では、皮膚色の変化は見られないことが多いですが、静脈瘤や慢性の炎症がある場合は赤茶色の変色が見られることがあります。動脈系の障害ではないので、皮膚温と脈拍は保たれます。

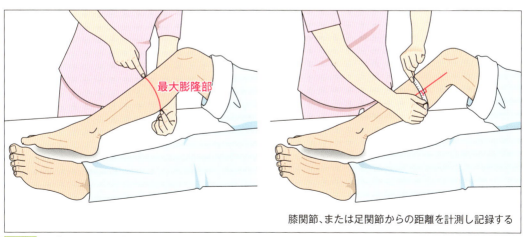

膝関節、または足関節からの距離を計測し記録する

図1　四肢周囲径の測定

皮膚の視診・触診

　リンパ浮腫では蜂窩織炎となっている場合もあります。蜂窩織炎では広範囲に発赤があり、腫脹し、熱感や痛みがあります。放置すると組織の壊死を来しますので、速やかな治療が必要です。

報告のポイント

- 浮腫の部位と程度、左右差が見られ、全身性の浮腫ではないこと
- 外傷や骨折などの筋骨格系の障害によるものか、その判断理由
- 静脈・リンパ系の循環障害によるものか、その判断理由

14 糖尿病の患者さんから「靴擦れが良くならない」と相談された

事例

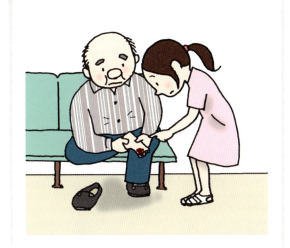

糖尿病の病識が薄く、コントロールも不良な73歳男性。「靴擦れがなかなか良くならなくて、この頃、汁が出てきて靴下が濡れる。痛くないから大丈夫だと思う」と言っています。

あなたはどう考えますか？

ここに注目！

- 糖尿病性の足病変であると考えられ、皮膚障害の程度をアセスメントする必要がある。
- 痛みがないのは、知覚鈍麻の可能性があり、そのレベルを確認する必要がある。

　糖尿病のコントロール不良の事例です。糖尿病性の神経障害により知覚異常や鈍麻が生じ、これに血管変性による血流障害が加わることで、足に病変を生じやすくなります。放置すれば、壊疽(えそ)へと進展していく可能性があり、病変の程度を確認し、糖尿病ケアや皮膚ケアの専門家に相談する必要があります。加えて、知覚についてのアセスメントを行って、今後のリスクを把握し、指導に活用できるようにします。

必要なアセスメント
▶皮膚病変・末梢の知覚と循環

> 皮膚病変のアセスメント

❶主観的情報の収集（本人・家族に確認すべきこと）

- 傷の状態（いつからどのような経過を辿っているか、何が原因か、痛み、滲出液（しんしゅつ）の有無と量）
- ADLへの影響（歩行、活動量など）
- 病変部や足の洗浄の頻度や方法（入浴や足浴など）

❷客観的情報の収集

> 病変部の視診

皮膚の病変部について以下のポイントで観察していきます。

炎症…炎症が起こっている場合は、周囲組織に発赤や硬結、滲出液が見られます。

感染…感染している場合は、膿性の臭気のある滲出液となります。ふつうは熱感や疼痛がありますが、神経障害や血管の障害が進んでいると、痛みも熱感も感じにくくなるので注意が必要です。

潰瘍…皮膚の欠損が表皮・皮下組織より深部に進展した状態です。靱帯（じんたい）や筋、骨にまで及ぶことがあります。部位、大きさ、創底の色を確認します。

蜂窩織炎（ほうかしきえん）…皮下組織の細菌による炎症です。広範囲に発赤があり、腫脹（しゅちょう）し、熱感があり、全身的な発熱をともなうこともあります。皮膚が破れると膿が排出されて深い潰瘍となることが多いです。

壊疽（えそ）…皮膚や皮下組織、腱や筋が壊死した状態です。感染に対する免疫が働かないので、組織は腐敗し黒色や緑色を呈し、悪臭があります。最終的には線維化して乾燥します。

> 足全体の視診

足病変を引き起こすリスクの高い白癬（はくせん）、胼胝（べんち）、浮腫、乾燥、亀裂の有無、外反母趾等の足の変形、爪の変形の有無を観察します。

末梢の知覚と循環のアセスメント

❶主観的情報の収集（本人・家族に確認すべきこと）

- 末梢知覚について（末梢の冷え、青白さ、しびれ、感覚鈍麻〈痛み・温冷覚〉の自覚、等）
- ADLへの影響（歩行、活動量、等）、動作による症状の変化（運動時の足の痛みやしびれ、仰臥位(ぎょうがい)時に足が痛み、下垂するとおさまる、等）

❷客観的情報の収集

末梢循環の確認　▶P96

　高血糖によって動脈や毛細血管が詰まり循環障害を起こしている場合は、末梢への酸素供給量が減るため、運動すると痛みが生じ、休むと速やかに痛みは軽減します。皮膚の色は白くなり、挙上すると蒼白(そうはく)になり、下垂すると暗赤色になります。皮膚は冷たく、特に末梢側から冷感が広がります。脈拍は減弱、または消失することがあります。左右同時に足背動脈を触知し、左右差、微弱ではないかを確認します。触れないようであれば、後脛骨、膝窩(しっか)、大腿動脈へと触診していきます。

表在知覚の確認　▶P115

　触覚と痛覚について確認します。足先で確認し、感覚が鈍い場合は、範囲を確認するために中枢に向けて左右交互に触れて確認します。

温冷覚の確認

　温冷覚についても同様に確認します。ボトル等に入れた40℃程度のお湯と水を用意し、触れて温かさ、冷たさの区別がつくかを確認します。

振動覚の確認

　糖尿病性の神経障害では振動を感じる深部感覚が障害されやすく、触覚や痛覚よりも先に現れると言われています。アセスメント方法としては、患者さんに目を閉じてもらい、128Hzの音叉を看護師の手掌で震わせます。足先に触れ、振動を感じるかどうかを確認します。次に看護師が音叉の頭部をつかんで振動を止め、止まったタイミングが患者さんにわかるかを確認します（次ページ図1）。足先で感じなければ、外踝（または内踝）、下腿部、膝蓋骨部、腸骨部と中枢側に移動し、障害の範囲を見極めます。

　振動覚の低下が疑われた場合はそのレベルを推定します。音叉を看護師の手掌で強めに振動させます。振動覚が低下している部位に当て、振動を感じなくなったら教えても

らいます。この際、看護師は自ら振動を止めずに待ちます。「感じなくなった」と答えたらすぐに音叉を看護師の同じ部位に当てます。健常な看護師の感覚と患者の感覚を比較し、低下のレベルを判定します（図2）。

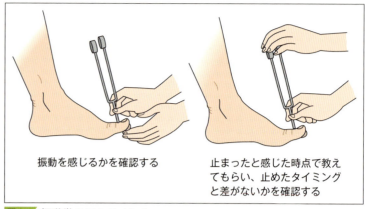

振動を感じるかを確認する　　止まったと感じた時点で教えてもらい、止めたタイミングと差がないかを確認する

図1 振動覚のアセスメント

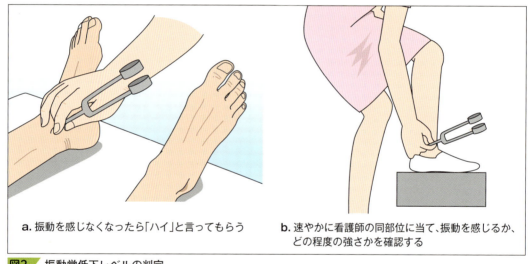

a. 振動を感じなくなったら「ハイ」と言ってもらう

b. 速やかに看護師の同部位に当て、振動を感じるか、どの程度の強さかを確認する

図2 振動覚低下レベルの判定

報告のポイント

- 足病変の程度、感染・蜂窩織炎（ほうかしきえん）・壊疽の有無
- 足部感覚の低下の度合い、足部の血液循環

15 家族から、腹部に発疹があると相談された

事例

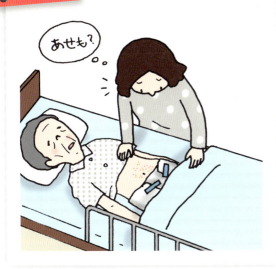

83歳女性。
今年春から寝たきりになり、おむつを使用しています。家族から、腹部に発疹があると言われました。「ここのところ暑かったから、あせもかしら」と家族は首をひねっています。

あなたはどう考えますか？

ここに注目！

- 腹部の発疹の程度や随伴症状は何か？
- 発疹の原因は何か？

　家族が考えるようにあせも（汗疹<small>かんしん</small>）の可能性があります。これ以外にも、帯状疱疹<small>ほうしん</small>や疥癬<small>かいせん</small>など高齢者に起きやすい皮膚トラブルの特徴を思い起こして、アセスメントを進めていきましょう。また、皮膚トラブルによって起こる高齢者自身の苦痛をアセスメントし、必要な皮膚のケアについても考えていきましょう。

必要なアセスメント
▶皮膚病変

❶主観的情報の収集（本人・家族に確認すべきこと）
- 皮膚トラブルについて（気づいた時期、範囲、経過、疼痛（とうつう）、掻痒感（そうよう）、しびれなどの随伴症状）
- 皮膚トラブルの要因（湿潤や浸軟、化学物質や人・動物との接触、薬剤の使用、等）
- 皮膚の清潔ケアの方法と頻度

❷客観的情報の収集

皮膚の視診　▶P73

視診し、色や形などから皮膚トラブルの呼称について確認します。次に、大きさ、形、分布を見ます。高齢者に多い皮膚トラブルの中でも、あせも（汗疹）、疥癬、帯状疱疹、おむつかぶれが考えられます。腹部のどの位置に発生しているかを確認します。

あせも（汗疹）　▶P76

汗疹の場合は、小さな丘疹（きゅうしん）、または水疱で、おむつで圧迫されるテープ部分や、皮膚が重なりあっている部分などの汗をかきやすい部位に生じます。汗により皮膚が湿潤していたり、掛物が厚く汗をかきやすいなどの状況があれば、可能性が高まるでしょう。

かぶれ　▶P76

かぶれは、皮膚が赤くなる（紅斑化する）ことが特徴です。紅斑化した皮膚は押しても白くなりませんので、押して確認します。化学的刺激物への接触（皮膚トラブル部位に尿や便が付着した、洗浄剤を変えた、おむつの種類を変えた、等）がなかったかを確認します。

帯状疱疹　▶P76

帯状疱疹では、赤い丘疹や水疱が現れます。分布が特徴的で、神経に沿って広がるので、身体の片側のみに帯状に見られるようなら可能性が高まります。また、神経を刺激するピリピリとした痛みが特徴的ですので確認します。

疥癬　▶P76

疥癬は形がそろっていない丘疹や結節で、分布にも特徴がなく、徐々に広がっていく

ことが特徴です。赤い筋状の疥癬トンネルが見られることがあります。他の皮膚トラブルよりも掻痒感が強いので、掻痒感の訴えが激しく、皮膚をかきむしるなどの行動が見られたら可能性が高くなります。同時にダニの媒介になりそうな人との接触がなかったかを確認してください。

薬疹　▶P77

　薬疹は、多様な形状、範囲を持つ皮膚トラブルで、分布や形が典型的ではありません。薬剤やサプリメントを使用し始めて（または変更して）1〜3週間以内であること（ただし、継続的に使用している薬剤でも起こることがあります）や、これ以外の原因が考えにくい場合には薬疹を疑い、皮膚トラブルの範囲、性状、随伴症状を観察して詳細な報告をしてください。

報告のポイント

- 皮膚トラブルの部位、範囲、湿疹の種類、分布の特徴、随伴症状
- 予測される原因

16 臀部が広範囲に赤くなっている

事例

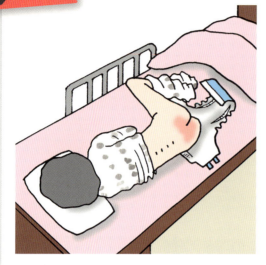

98歳女性。
おむつで排泄しています。ここ3日間下痢便が続き、全くベッドから出ない生活になってしまいました。臀部が広範囲に赤くなっているようです。

あなたはどう考えますか？

ここに注目！

- 下痢便による、びらんの可能性がある。
- 皮膚のびらんだけでなく、褥瘡を生じている可能性がある。

　臀部の発赤が見られる事例です。下痢便によって皮膚のびらんが現れていることは確かだと思われますが、発赤が紅斑化していれば末梢血管がすでに損傷を受けていると判断されます。ベッドから出ない生活、皮膚の浸軟、下痢による栄養状態の悪化・脱水から褥瘡を生じている可能性も高いです。どちらも早期に適切な皮膚ケアを行うことで悪化を防ぐ必要があります。

必要なアセスメント ▶ 褥瘡好発部位

❶主観的情報の収集（本人・家族に確認すべきこと）
- 皮膚トラブルについて（時期、範囲、経過、疼痛・掻痒感などの随伴症状）
- 下痢の原因・頻度と経過
- おむつ交換の回数と、陰部・臀部の皮膚の清潔ケアの方法と頻度

❷客観的情報の収集

かぶれ ▶P76

紅斑や丘疹から始まり、びらんとなります。便によるかぶれであれば、肛門部を中心に、下痢で汚染される範囲に見られます。

皮膚の清潔度

肛門部や臀部・陰部の清潔度合いを観察してください。便がきれいになっていない場合は、便による化学的刺激が除去されていないため、良くなりません。また、きれいにしようとしてこすると摩擦により皮膚トラブルが悪化することも多いので、清潔度とともにどのようなケアを家庭で行っているかを確認するとよいでしょう。

褥瘡 ▶P75

仙骨部の皮膚を観察します。周囲のかぶれとの違いを観察し、赤みが強い場合は、紅斑化している可能性が高いので、その部分を押して確認します。押しても白くならない場合は、Ⅰ度の褥瘡になっていると考えられます。水疱になり、滲出液が出ている場合はⅡ度と判定されます。早めに褥瘡・皮膚ケアの専門家に状況を伝えて相談してください。

 ## 報告のポイント

- 皮膚トラブルの部位、範囲、湿疹の種類、分布の特徴、随伴症状
- 褥瘡の有無とリスク
- 下痢の原因と経過

17 家族から「ご飯を食べにくそうにしている」と報告があった

事例

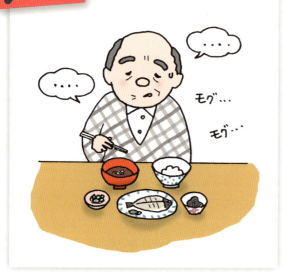

中等度の認知症がある79歳男性。
家族から、「今朝からあまり話さなくなり、食事を食べにくそうにしていて様子がおかしい」と報告がありました。

あなたはどう考えますか？

ここに注目！

- 「あまり話さなくなった」は、失語、または構音障害によるものではないか。
- 「食事を食べにくそうにしている」は、顔面の麻痺によるものではないか。

　構音障害とは発音が正しくできない症状であり、口唇、舌、舌咽や喉頭などの筋肉や神経の障害により起こります。失語とは、大脳の言語領域の障害により、言葉の理解や発話に障害が起こることを言い、大きく運動性失語と感覚性失語に分かれます。運動性失語は発話の障害で言葉の理解はできます。感覚性失語は言葉の理解の障害で発話はできますが、言葉の意味がわからなくなります。

　この事例では、症状が急激に起こっていることから、脳卒中等の中枢神経の障害の危険性も考えられます。構音障害なのか、失語なのかを確認し、さらに四肢に麻痺が起こっていないかをチェックします。

必要なアセスメント
▶ 構音障害・失語症／四肢麻痺

構音障害のアセスメント

❶主観的情報の収集（本人・家族に確認すべきこと）

- 異常に気づいたきっかけ、時刻、経過
- 顔面神経麻痺の徴候（流涎（りゅうぜん）、顔のゆがみ、しゃべりにくさ、聞き取りにくさ、ろれつが回らない）
- 嚥下（えんげ）障害の徴候　誤嚥のアセスメント　▶P138

❷客観的情報の収集

顔面神経麻痺の確認　▶P117

　口を閉じた状態で左右の口角の位置を確認します。口唇を閉じないとうまく発声できない、「パ行・ダ行・マ行」を言ってもらい、発音できるかを確認します。

　口が上手く閉じられないと、食べ物がこぼれる、すすることができないために、水が飲めなかったり、唾液が垂れたりします。

舌咽・迷走神経麻痺の確認　▶P118

　口蓋垂の偏位を確認します。麻痺のある場合は非麻痺側（健側）に偏位します。舌咽・迷走神経は嚥下困難も招きます。発語では、「タ行・ラ行」が不明瞭になります。

嚥下困難の確認　▶P118

　唾液を飲んでもらい、むせがないか、喉頭隆起の上下運動に左右差がないかを確認します。

失語症のアセスメント

❶主観的情報の収集（本人・家族に確認すべきこと）

- 異常に気づいたきっかけ、時刻、経過
- 言葉の量、発話の頻度、会話が通じるか

❷客観的情報の収集

発語

言葉が出るかどうかを確認するために、何か話してもらいます。さらに、単純な言葉を復唱してもらい、復唱できるかを確認します。運動性失語では何か言おうとしても言葉が出てこない、つっかかる、言葉のリズムや強弱、高低がなくなります。

感覚性失語では、言葉は流ちょうに出てくるものの、意味のない言葉を発し、理解ができないので復唱ができません。

言葉の理解

言語の理解の程度は、言葉を用いなくても行動で従える指示（例えば、手を頭の上に挙げてください）などによって確認します。運動性失語では言葉の理解はできますので指示に従うことができます。感覚性失語では、言葉の理解ができないために指示に従えなくなります。読むこと、書くことも障害されることがあります。何かを読んでもらったり、書いてもらって確認します。

四肢麻痺のアセスメント

❶主観的情報の収集（本人・家族に確認すべきこと）

- 麻痺の症状（身体に力が入らない、入りにくい、脱力、物がつかめない、運動をうまくコントロールできない、歩行や立ったときにバランスを崩す）
- 感覚障害（痛み、しびれ、感覚の鈍さ）
- ADLへの影響（立ち上がれない、片方の手を使わない、何かを持ちにくそうにしている、動きがゆっくりになった、トイレに間に合わず失禁した、等）

❷客観的情報の収集

主な関節可動域と徒手筋力テスト　▶P110

上肢では、バレー徴候を確認し、徴候が見られるようなら握力、手関節・肘関節の屈曲力を確認します。左右で違いを感じたら、高齢者の安全を確保しながら左右同時に行って力の差の程度を確認します。利き手側がわずかに強いのは正常範囲内です。

下肢では、股関節・膝関節・足関節の屈曲力を確認します。仰臥位や側臥位で行うようにしましょう。

立位保持の確認 ▶P109

徒手筋力テストで立位が可能と判断されれば行います。筋力の弱い側に傾いたり、倒れそうになったりしますので、ふらついて倒れないよう、看護師が支えられるよう準備します。立ち上がる際にも、いつも以上に上肢の支えを必要としていないかどうかを見てください。

歩行状態の観察 ▶P110

歩行をしている様子を観察します。完全な片麻痺では痙性片麻痺歩行になりますが、不全麻痺の場合は、わずかに片方に傾き足の挙上や歩幅が片方だけ小さくなる様子が観察されます。いつもよりゆっくり歩く、つまずく等の徴候がないかも確認します。

報告のポイント

- 構音障害または失語が疑われるような症状があること
- 顔面や口腔内の麻痺の徴候
- 言葉の理解や話し方の障害の徴候
- 四肢麻痺の徴候

18 家族から「ボケたかもしれない」と訴えがあった

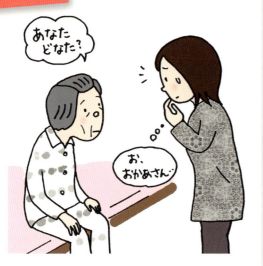

95歳女性。
娘が「今朝急に、『あなたどなた？』って母に言われたんです。ボケちゃったのかもしれません」と悲しげに訴えています。

あなたはどう考えますか？

ここに注目！

- 認知機能の低下が疑われる。
- 認知症の発症、または身体的不調による一過性のせん妄の可能性がある。

　馴染んだ人の顔がわからなくなっており、認知機能の低下が起こっています。現在の認知機能をまずは正確に測定します。変化が急激なので、まずはせん妄を疑います。せん妄は一過性の認知レベルの低下で、身体的に何らかの原因があって生じるもので、原因が取り除かれれば回復可能であるといわれています。基盤となる要因としては、中枢神経系の障害、腎不全・肝不全などの代謝障害、心不全や低酸素、発熱や脱水、向精神薬などの薬剤の影響によるものがあります。また、不眠や環境の変化、強いストレスなどがせん妄発症を促進します。幻覚や興奮といった激しい症状ではなく見当識障害としても現れます。

　原因となる中枢神経障害や全身状態の悪化がないかを確認する必要があります。

また、徐々に進行していた認知症に、今のタイミングで気づいた可能性もあります。症状の経過を尋ねて確認していきましょう。

必要なアセスメント ▶ 認知レベル

❶主観的情報の収集（本人・家族に確認すべきこと）

意識レベルの確認　▶ P78

介護している娘の顔がわからないということは、見当識障害のレベル（JCS2）であると考えられます。見当識障害を確認するために、「今日は何日？」「何曜日？」「ここはどこ？」などと質問します。答えられない場合は、「JCS 3」のレベルになっていないか、生年月日や自分の名前を答えられるかを確認します。また、嗜眠傾向になっていないかについても確認します。

認知機能の確認　▶ P54、120

記憶…短期記憶について確認します。短期記憶は、短い期間のみ覚えており、時間とともに多くは忘れていく記憶です。同じことを繰り返し聞く、探し物が多くなるなどとして現れます。質問としては、何かを覚えていてもらって後で確かめてみてください。認知症の初期で障害されやすい記憶です。次に長期記憶について確認します。長い間、慣れ親しんだことの記憶です。通っていた小学校の名前、職業などを質問し、答えられるかを見ます。長期記憶は短期記憶よりも比較的保持されます。

見当識障害…意識レベルのアセスメント参照。

判断力の障害…いつも通りにものが決められず、善悪の判断等ができなくなることを言います。服の季節感がなくなったり、信号を無視して渡ってしまったりします。

高次脳機能障害…読む・書く・話す機能、状況を正しく判断することが難しくなる（失認）、いつもできていたことができなくなる、間違える（失行）などの症状が現れます。行動を注意深く観察するとともに、このような状況がないかを家族に確かめます。

周辺症状（BPSD）…記憶障害や見当識障害、判断が障害されることで自分の感情や意思が周囲に伝わらず、ニーズが満たされないことによって起こる行動・心理症状です。代表的なものに、徘徊、幻覚、錯覚、趣味や環境への興味を失う、不安、苛立ち、不眠があります。これらの症状について確認します。

せん妄

せん妄では、上記のような認知機能の低下に加え、興奮や焦燥感を基盤とした攻撃性がある、落ち着かずそわそわする、話がまとまらない、同じことにこだわって始終訴える、何度も同じことを聞くといった、注意や思考、感情に関わる変調が激しいことが特徴的です。また、日内変動があり、夕方から夜間にかけて悪化し、日中は落ち着くことが多いです。これらの症状についてもチェックして下さい。

❷客観的情報の収集

せん妄の原因が推測された際には、それらの身体変化に対するアセスメントを行います。

麻痺のアセスメント ▶P176 、 失語のアセスメント ▶P175 、 高体温のアセスメント ▶P132 、
心不全 ▶P91、P143 、 低酸素状態のアセスメント ▶P135

報告のポイント

- 意識レベル（見当識障害・記憶）
- 認知障害のこれまでの経過と日内変動、注意や思考・感情の変化
- 原因となったと考えられる身体的不調の有無

19 「何もする気が起こらない」と言う患者さん

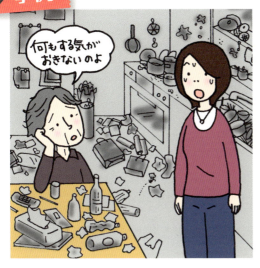

1人暮らしをしている78歳女性。
しばらくぶりで長女が訪ねました。部屋の片付けがまるでできていないことに驚いて声をかけると、「何にもする気が起こらないのよ、自分でも嫌になっちゃう」と言っています。

あなたはどう考えますか？

ここに注目！

- 「何もする気が起こらない」という訴えがあり、気分の落ち込み、悲観的気分になっている可能性がある。
- 片付けなどの生活行動に影響が及んでおり、動くと疲れるような身体的障害がある可能性もある。

　うつ的な気分は、環境やライフサイクルによるイベント（退職、子どもの自立、死別、生活の場所の変化等）や、心理的ストレス（孤独、不安、役に立たないという意識）、加齢による生理機能の低下、疾病（脳卒中、甲状腺機能低下症等）、薬物（ステロイド、降圧薬等）を誘因に引き起こされることがあります。うつ病を発症している場合もあります。

　また、呼吸や循環の障害、栄養状態の低下、筋力低下などにより、ADLが低下し、部屋の片付けができなかった可能性もあります。精神状態、活動の両側面からアセスメ

ントを進めていく必要があります。

必要なアセスメント ▶ 抑うつ状態

❶主観的情報の収集（本人・家族に確認すべきこと）

抑うつ状態について
- 気分の状態とその変化、きっかけ（悲観的気分、不安、親しい人との死別、孤独）
- 集中力や興味（集中力が続かない、物事に興味がなくなった）
- 身体的苦痛（頭痛、頭重感、肩こり、疲労・倦怠感）
- 生活の影響（入眠困難、朝起きられない、食欲低下、下痢や便秘）

抑うつレベルの把握
- 気分障害があると思われた際には、うつ病として治療が必要な状況かを確認するためにスケール等を用いてレベル把握をします（表1）。

質問項目		
1．毎日の生活に満足していますか	はい	**いいえ**
2．毎日の活動力や周囲に対する興味が低下したと思いますか	**はい**	いいえ
3．生活が空虚だと思いますか	**はい**	いいえ
4．毎日が退屈だと思うことが多いですか	**はい**	いいえ
5．たいていは機嫌よく過ごすことが多いですか	はい	**いいえ**
6．将来の漠然とした不安に駆られることが多いですか	**はい**	いいえ
7．多くの場合は自分が幸福だと思いますか	はい	**いいえ**
8．自分が無力だなあと思うことが多いですか	**はい**	いいえ
9．外出したり何か新しいことをするよりも家にいたいと思いますか	**はい**	いいえ
10．なによりもまず、物忘れが気になりますか	**はい**	いいえ
11．いま生きていることが素晴らしいと思いますか	はい	**いいえ**
12．生きていても仕方がないと思う気持ちになることがありますか	**はい**	いいえ
13．自分が活気にあふれていると思いますか	はい	**いいえ**
14．希望がないと思うことがありますか	**はい**	いいえ
15．周りの人があなたより幸せそうに見えますか	**はい**	いいえ

太文字の答えを答えた場合に1点を加点し、5点以上でうつ傾向、10点以上がうつ状態と判定する

表1 Geriatric Depression Scale（GDS-15）

ADL について
- 活動時の状態（息切れ、めまい、疼痛、脱力、休み休み活動する、動きがゆっくりになる、だるい）
- 生活の影響（食欲低下、食事摂取量の低下、傾眠傾向、等）

❷客観的情報の収集

脈拍・血圧測定　▶P90

パルスオキシメーターによる経皮的動脈血酸素飽和度（SpO_2）の測定　▶P81

呼吸の視診　▶P82

　上記いずれも、活動による組織の酸素不足が起こっていないかを確認するために、活動中・後の頻脈、血圧上昇、呼吸数増加、SpO_2 の低下がないかを確認します。

栄養状態の確認　▶P71

貧血の確認　▶P107

　低栄養状態や貧血では、組織に酸素や栄養素を運ぶ機能が低下するために、疲労感が増大し、活動に影響を及ぼします。

　急激な体重減少がないか、顔面や皮膚、眼瞼結膜の青白さ、匙状爪（スプーン状ネイル）を確認します。

報告のポイント

- 気分の状態、うつ状態のレベルと要因
- ADL の低下とうつ状態との関連
- ADL の低下に身体的要因が関わっているか、その程度

索引

欧文

Coarse crackle	88
COPD：chronic obstructive pulmonary disease	83, 135
DIC：disseminated intravascular coagulation	132
Fine crackle	88
Rhonchi	88
Wheeze	88

あ

アセトン臭	103, 104
あせも（汗疹）	76, 169, 170
圧痛	99, 130
粗い断続性ラ音	88
息切れ	143
意識の混濁	124
位置覚の障害	111
溢流性尿失禁	105
胃粘膜萎縮	23
いびき音	88
異物	88
イレウス	101, 150, 151
う蝕	38
うつ	181
うつ状態	71
うつ熱	67, 68, 108, 131
うつ病	181, 182
運動性失語	174, 176
壊疽	165, 166
嚥下機能が改善	140
炎症	162, 166
嘔吐	150
おむつかぶれ	170

か

外傷	128
疥癬	76, 170
潰瘍	73, 166
過換気	82
覚醒	78
過呼吸	82, 87
片側の無気肺	87
片麻痺	110, 111
痂皮	73
かぶれ	76, 170, 173
加齢黄斑変性	35
感覚性失語	174, 176
換気量低下	87
換気量の増大	87
間歇熱	108
間質性肺炎	88
緩徐呼吸	82
汗疹	76, 169, 170
感染	108, 166
乾燥	68, 76
肝腫大	146
顔面神経麻痺	117, 118, 175
気管支呼吸音化（呼吸音）	86
気管支喘息	88
気胸	83, 87
希釈尿	103
気道内腫瘍	87
機能性尿失禁	105

丘疹	73, 170	呼吸機能低下	90
急性硬膜下血腫	129	呼吸障害	80
狭心症	90	呼吸停止	87
胸水	93, 145	骨折	128, 130
局所性(の)浮腫	69	骨粗しょう症	32
亀裂	73	細かい断続性ラ音	88
クスマウル大呼吸	82	混合性脱水	126
傾眠	124	昏睡	78
稽留熱	108	昏迷	78
結石	105		
結節	73, 170		

さ

結滞	90	細気管支の炎症	88
血尿	103	匙状爪	72, 107
ケトアシドーシス	82	残尿	28
下痢	101, 173	視界がぼやける	129
下痢便	172	四肢麻痺	176
減弱(呼吸音)	86	歯周病	38
構音障害	174, 175	弛張熱	108
高音性連続性ラ音	88	失語	174
高血圧	27	失行	179
高血糖	167	失語症	175
高次脳機能障害	179	失神	147, 148
高体温	132, 157, 162	失認	179
口内炎	118	紫斑	130
紅斑(化)	75, 170, 173	嗜眠	78
硬膜外血腫	128	視野狭窄	114, 129
硬膜下血腫	128	重症糖尿病	103
絞扼性(の)イレウス	101, 150, 152	周辺症状(BPSD)	179
誤嚥	119, 137, 138, 139	腫脹	70, 97, 130
誤嚥性肺炎	39, 84, 117, 139	出血	129, 130
呼吸運動の低下	87	出血斑	14
呼吸器疾患	81	腫瘍	88

腫瘍	73
小呼吸	82
消失(呼吸音)	86
小脳(の)障害	109, 111
静脈系の閉塞や狭窄	96
褥瘡	75, 172, 173
食欲不振	70, 71, 108
徐呼吸	82
ショック状態	132
徐脈	90, 144, 148
腎盂腎炎	156
心拡大	94, 145
腎機能障害	103
心筋梗塞	90
神経因性膀胱	156, 158
神経麻痺	141
心原生の失神	148
腎硬化症	27
心疾患	81
心室性期外収縮	90
心室頻拍	148
靭帯断裂	128
深部感覚の障害	109
深部静脈血栓症	96, 97, 161
心不全	91, 95, 103, 142, 143, 144, 145, 146
心不全初期	88
腎不全初期	103
心房細動	21, 90, 148
心房性期外収縮	90
水腎症	156
水泡音	88
水疱	170, 173

頭蓋内圧亢進	82
スプーン状ネイル	72, 107
脊髄疾患	158
舌下神経麻痺	118
切迫性尿失禁	105
全身性(の)浮腫	69, 145, 157
浅速呼吸	82
喘鳴	137, 144
せん妄	108, 178
前立腺肥大	104, 156, 158
前立腺肥大症	105
増強(呼吸音)	86
爪甲横溝	72

た

帯状疱疹	76, 170
脱水	68, 69, 71, 103, 124, 125, 126
多尿	103
打撲	128
たんこぶ	129
痰の貯留	88
チアノーゼ	80, 96
チェーン・ストークス呼吸	82
知覚異常	165
知覚障害	115
中耳炎	115
中心静脈圧が上昇	91
中枢性(の)チアノーゼ	81
腸蠕動亢進	101
腸蠕動微弱	101
低栄養	71, 72
低栄養状態	71

187

低音性連続性ラ音	88
低血圧	148
低酸素	81
笛声音	88
鉄欠乏性貧血	72
てんかん	147
てんかん発作	148
疼痛	96, 99, 108
糖尿病	103, 165
糖尿病性の神経障害	165, 167
洞不全症候群	21, 90
動脈系の閉塞や狭窄	96
動脈硬化	95
努力呼吸	135
鈍麻	78, 165

な

難聴	114, 115
尿失禁	104, 105
尿の性状	104
尿閉	105, 156, 158, 159
尿路感染	106
尿路感染症	103
尿路結石	103
尿路閉塞	103
認知機能の低下	178
認知症	43, 45, 53, 71, 120, 128, 150, 179
認知障害	54
認知レベル低下	120
熱感	130
熱中症	124, 125, 126, 131
捻挫	128

捻髪音	88
粘膜萎縮	23
脳血管疾患	158

は

パーキンソン	111
肺うっ血	87
肺炎	71, 83, 87, 88, 139, 144
肺気腫	17, 87
敗血症	132
肺出血	87
肺水腫	83, 87, 88, 93, 144, 146
肺線維症	87
排尿困難	105
排尿時痛	105
排尿障害	104
肺の切除	87
白内障	35
播種性血管内凝固症候群	132
白血病	30
発熱	67, 90, 108, 131, 151, 162
鼻出血	129
鼻汁	129
パラフィン様皮膚	72
斑	73
ビオー呼吸	82
皮下血腫	129
皮下出血	130
腓骨神経麻痺	111
皮膚の乾燥	76
びらん	73, 172, 173
ビリルビン尿	103, 104

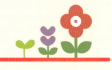

貧血	30, 31, 72, 90, 107
頻呼吸	82, 135
頻尿	105
頻脈	90, 125, 148
腹圧性尿失禁	105
腹水	93, 145
腹痛	99
腹部膨満	101
腹膜炎	150, 151
浮腫	69, 70, 96, 97, 161, 162, 163
不整脈	21, 90, 144, 148
不全麻痺	110
ブリストル便形スケール	100
閉塞性イレウス	152
変形性関節症	33
弁の異常	95
便秘	71, 101, 150, 153, 154
疱	73
蜂窩織炎	164, 166
房室ブロック	21, 90, 148
乏尿	103, 156, 157, 159
発疹	73, 74
発赤	75, 130
ホメオスタシス	12

ま

末梢性チアノーゼ	81
末梢の血流障害	81
麻痺性イレウス	101, 151
慢性の静脈炎	96
慢性の静脈閉塞	97
無気肺	83, 87, 138, 139
無呼吸	82
無尿	103, 156
物が二重に見える	129

や

薬疹	77, 171
抑うつ	54
抑うつ状態	182

ら

リズム異常	90
両下肢の麻痺	111
緑内障	114
鱗屑	73
リンパ浮腫	161, 164
類鼾音	88
るい痩	101
冷感	96, 97
冷汗	80
老眼	35
老視	35
老人性紫斑	14
老年症候群	11

著者紹介

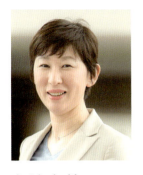

角濱春美（看護学博士）

青森県立保健大学
健康科学部看護学科
健康科学研究科対人ケアマネジメント領域
教授

略歴

1989 年　国立弘前大学教育学部看護科卒業
同 4 月　東京慈恵会医科大学附属病院看護師
1993 年　東京慈恵会医科大学医学部看護学科助手
1999 年　青森県立保健大学健康科学部看護学科講師
2005 年　同　准教授
2007 年　青森県立保健大学健康科学研究科博士前期課程看護基礎科学領域准教授
2011 年　同　教授
2014 年　同　学生部長・健康科学研究科博士後期課程教授
2016 年　同　学部長　教務学生担当理事

研究分野

睡眠に関する研究
フィジカルアセスメントの教育と普及に関する研究
看護技術の教授法に関する研究

著書

編著：看護実践のための根拠がわかる基礎看護技術、メヂカルフレンド社
単著：ナビトレ 新人ナースひな子と学ぶフィジカルアセスメント、メディカ出版　など

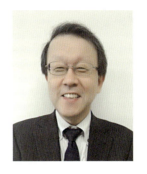

大西基喜

青森県立保健大学
健康科学部看護学科
健康科学研究科
保健・医療・福祉政策システム領域
特任教授

略歴

1985 年　国保旭中央病院内科
1996 年　上尾中央総合病院内科
1999 年　京都大学医学部附属病院 総合診療部助手
2002 年　関西空港検疫所検疫課長
2003 年　青森県健康福祉部、上十三保健所長
2005 年　青森県保健衛生課長
2008 年　青森県立中央病院　中央診療部門長
2010 年　同　医療管理監、救命救急センター長
2013 年　青森県病院局　事業管理者特命補佐
2015 年　青森県立保健大学　特任教授
　　　　（兼）青森県健康福祉部保健医療政策推進監
　　　　（兼）青森県立中央病院医療顧問

研究分野

公衆衛生学、医療倫理学
臨床：総合診療、感染症

著書

共編著：医療倫理、勁草書房
共著：臨床倫理学入門、医学書院
　　　少子高齢化社会の「幸福」と「正義」、日本看護協会出版会　など

手技と事例で学ぶ
実践！　高齢者のフィジカルアセスメント
－老化を理解して、異常を見逃さない！

2017年4月5日発行　第1版第1刷
2022年6月30日発行　第1版第6刷

著　者　角濱　春美
医学監修・著者　大西　基喜
発行者　長谷川　翔
発行所　株式会社メディカ出版
　　　　〒532-8588
　　　　大阪市淀川区宮原3-4-30
　　　　ニッセイ新大阪ビル16F
　　　　https://www.medica.co.jp/
編集担当　二畠令子／中島亜衣
編集協力　加藤明子
装　幀　藤塚尚子（ISSHIKI）
本文イラスト　福井典子／榛澤典子
印刷・製本　株式会社シナノ パブリッシング プレス

Ⓒ Harumi KADOHAMA, 2017

本書の複製権・翻訳権・翻案権・上映権・譲渡権・公衆送信権（送信可能化権を含む）は、(株)メディカ出版が保有します。

ISBN978-4-8404-6142-9　　　　　　　　　　　　　　　Printed and bound in Japan

当社出版物に関する各種お問い合わせ先（受付時間：平日9：00～17：00）
●編集内容については、編集局 06-6398-5048
●ご注文・不良品（乱丁・落丁）については、お客様センター 0120-276-115